中医育儿精要

李爱科 谈
孩子个子高、
颜值高、视力好

李爱科 编著

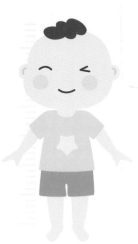

U0216563

中国轻工业出版社

图书在版编目（CIP）数据

李爱科谈孩子个子高、颜值高、视力好 / 李爱科编
著 . —北京：中国轻工业出版社，2024.5
ISBN 978-7-5184-3485-5

Ⅰ.①李…　Ⅱ.①李…　Ⅲ.①儿童－生长发育　Ⅳ.
①R179

中国版本图书馆 CIP 数据核字（2021）第 077654 号

责任编辑：付　佳　　　责任终审：李建华　　整体设计：悦然文化
策划编辑：翟　燕　付　佳　责任校对：朱燕春　　责任监印：张　可

出版发行：中国轻工业出版社（北京鲁谷东街 5 号，邮编：100040）
印　　刷：北京博海升彩色印刷有限公司
经　　销：各地新华书店
版　　次：2024 年 5 月第 1 版第 2 次印刷
开　　本：710×1000　1/16　印张：11
字　　数：200 千字
书　　号：ISBN 978-7-5184-3485-5　定价：49.80 元
邮购电话：010-85119873
发行电话：010-85119832　010-85119912
网　　址：http://www.chlip.com.cn
Email：club@chlip.com.cn

内容 提要

　　该书是知名中医儿科专家李爱科关于孩子生长发育方面的经验分享。

　　李爱科大夫认为，孩子的生长发育有三个重要指标，即身高、颜值、视力。个子高、身体结实，离不开对先天之本肾的呵护；颜值高，离不开对肺的滋养；视力好、远离近视眼，需保证肝血充足。

　　在书中，李爱科大夫结合 30 多年临床实践，融会通俗医理和代表性案例，深入浅出地介绍了孩子生长发育的方方面面，并针对孩子多发的身材矮小、脊柱侧弯、面色晦暗、腺样体肥大、抽动秽语、近视等家长关心的问题，给出合理有效的调理方案。

孩子生长发育，两高一好不错过

从事中医儿科工作 30 多年以来，我一直关心孩子们的生长发育。在门诊中，也经常碰到家长咨询关于孩子生长发育的各种问题。家长关心最多的往往是孩子的身高、视力、颜值。孩子的生长发育要达到什么标准呢？我将其概括为"两高一好"，即个子高、颜值高、视力好。

个子高

许多人觉得，现在生活条件好了，营养也都能跟上了，那么孩子肯定会比父母个子高。但是，在我多年接触的案例中，也有许多情况与之相反——父母个子高，孩子并没有达到理想身高。

我在门诊中接触过这样一个病例，父母都不低，父亲身高 180 厘米，母亲也达到了 165 厘米，但他们 14 岁的女儿只有 151 厘米。拍骨龄片之后，发现孩子的骨骺已经闭合了，也就是说，孩子的最终身高远远低于父母。

这样的情况还有很多，许多孩子连遗传身高都没有达到。要让孩子长高个儿，首先要呵护好孩子的先天之本——肾。

中医认为，孩子的生长、发育、生殖都离不开肾。肾中所藏精气是人体生命活动的原始动力。"小儿为纯阳之体"，就是说孩子肾精充足，不容易被外邪侵扰。肾又主骨，如果肾精充足，人的骨质就会得到很好的滋养，骨骼健壮的孩子就能长高个儿。相反，孩子肾功能失常，就可能造成骨骼发育不良或生长迟缓、骨软无力、囟门迟闭等问题。因此，促进孩子长高，呵护好孩子的肾至关重要。

颜值高

临床中，经常碰到不少家长有这样的忧虑：孩子脸色不好，是不是身体有问题？孩子睡眠不好，会不会影响颜值？孩子睡觉总打呼噜，会不会变丑？

我要告诉大家：决定孩子颜值的关键因素就是肺。肺是我们身体的"宰相"，有协调五脏六腑的功能；肺又主皮毛，通调全身水道。肺气充足的孩子，肌肤润泽、肌表固密，毛孔开合正常，抵抗外邪的能力就强。临床上常见的一些影响孩子颜值的问题，比如腺样体肥大、抽动秽语、过敏等，我辨证地沿用了从肺论治的方法，取得了很好的效果。

视力好

眼睛是孩子心灵的窗户，从小保护好孩子的视力，能为孩子一生的健康和幸福打好基础。

视力好的孩子，双目炯炯有神，长大后职业选择上更具优势；视力差的孩子，早早戴上了近视镜，不仅影响日常生活的便利，还会影响颜值。

临床经验发现，影响孩子视力的因素不外乎先天和后天两种。有的孩子先天眼睛发育障碍，比如先天性白内障、倒睫等，这个需要提前干预，提早治疗；后天导致的视力受损，最突出的表现就是近视、弱视。

中医认为，肝藏血，主筋，开窍于目。眼睛在全身的至高之处，只有气血充足，眼睛才能神采奕奕，而肝脏的健康状态会影响眼睛的健康。临床上，对于孩子近视的调理，我经常用活血柔肝的方法，效果明显。

希望我的这些经验和方法能够帮助更多的家长和孩子，助力孩子健康成长！

李爱科

2021 年 4 月 5 日

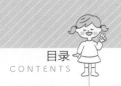

PART 1

孩子健康生长发育三指标：身高、颜值、视力

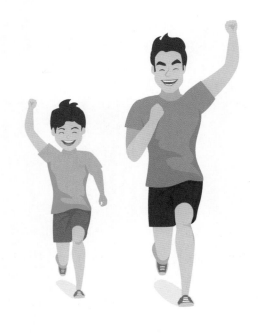

PART 3

解决这些问题，孩子气色好、颜值高

PART

4

养护视力，
让孩子远离近视

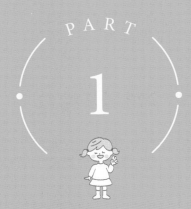

PART

1

孩子健康生长发育
三指标：身高、
颜值、视力

个子高——
养好肾，助长个儿

孩子想长个儿，哪个脏器最给力

生活中，经常会听到不少家长说："我家孩子为什么没同龄宝宝长得高？我家孩子比同班级的小朋友矮半头，是矮小症吗？"围绕孩子长个儿，家长的困惑总有很多。

怎样做，才能从小夯实孩子长个儿的基础呢？中医认为，肾为先天之本、生命之源，它贯穿于一个人的生命孕育、出生、成长、发育、生长、衰老的全过程。拥有强大的肾，是孩子长高个儿的本钱。

• 准爸妈在孕育生命时，护好自己的肾很重要

中医认为，孩子先天充足需要靠父母的肾精给予，孩子一出生就已经决定了。准爸妈在孕育新生命时，一定要保护好自己的肾，做到不伤神（不操心过度）、不耗精（不过劳），生下的孩子才能体格健壮。

• 肾气足，是孩子长高的力量源泉

《黄帝内经》说："肾者，作强之官，伎巧出焉。"就是在肯定肾的创造力。"强"，从弓，就是弓箭，要拉弓箭首先要有力气，这也是肾气足的表现。其实人体的力量都是从肾来，肾气足是孩子长高个儿的力量来源。"伎巧出焉"是什么意思呢？就是父精母血运化胎儿，是由父精母血来决定的。

• 哪些因素会伤孩子的肾

外感伤肾	肾气衰弱，不仅肺气不足，而且元气也不足，免疫力会变差，咽喉要道的防病能力减弱，就会增加患感冒的概率
惊恐伤肾	中医认为，五情之中恐最伤肾，所以尽量不要让孩子受到惊吓

为什么你的宝宝没有同龄孩子高

中医认为，肾藏精，孩子的生长、发育、生殖都离不开肾精的充养。肾精充足的孩子，更容易长高个儿；而不少矮小症孩子，多是肾精不足所致。

• 什么是人体生命活动的原动力

中医常说"小儿为纯阳之体"，就是说孩子肾精充足，不容易被外邪侵扰。先天之精是从父母那里遗传来的，它有促进生长和繁殖后代的能力；后天之精来源于水谷精微，即靠脾胃化生的营养物质所得，具有滋养脏腑的作用。先天之精和后天之精相互依存，相互为用。

• 肾精不足的突出特征：生长发育障碍

肾精不足的表现虽然很复杂，但是其最突出的特征是生长发育障碍，表现为生长发育迟缓，比如个子矮小、说话晚、智力低下等。

父母可以让孩子多吃一些可以滋补肾精的食物，比如黑芝麻、核桃、桑葚等，有助于促进生长发育。但要注意，这一时期的补肾食物要温和，不能太生猛。

• 别让孩子的腰部受凉

中医认为"腰为肾之府"，腰部健康肾就强壮。腰部喜暖畏凉，腰部受凉很容易使肾阳受损。要注意给孩子的腰部保暖。平时着装，不要让孩子的腰部裸露；睡觉时，不要让孩子的腰部着凉。

平时可将双手搓热后给孩子按揉腰部，以保护孩子的肾。

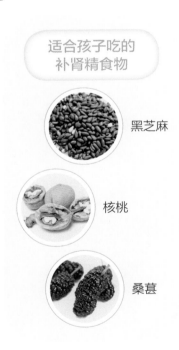

适合孩子吃的补肾精食物

黑芝麻

核桃

桑葚

为什么冬季保养利于孩子长个儿

冬季是孩子长个儿的好时节。中医五行理论认为，冬季属水，其气寒，主闭藏。五脏中肾的生理功能与自然界冬季的阴阳变化相通应，冬季天寒地冻、万物蛰伏，有利于肾的封藏，所以冬天宜养护孩子的肾精，促进孩子长个儿。

• 冬季是食养的好季节

肾中精气需要水谷精微的供养，才能不断充盈和成熟。冬天气温较低，肾又喜温，孩子养肾可以通过膳食调理。冬季可选用的补肾食物有核桃、黑芝麻、羊肉等，也可以让孩子多吃一些时令蔬果，比如大白菜、圆白菜、橘子、橙子等，蔬果中的各种营养物质有助于增强孩子的抵抗力。

• 冬季按揉孩子肾俞可护肾

中医认为，肾俞位于背部，第二腰椎棘突下，旁开 1.5 寸处，左右各一穴。按揉肾俞穴有补肾益气、强健身体的功效。

家长将两手搓热，用拇指指腹在孩子的肾俞穴按揉 100 次，直到皮肤温热变红，可补肾的元气，提高抗病能力，促进孩子长个儿。

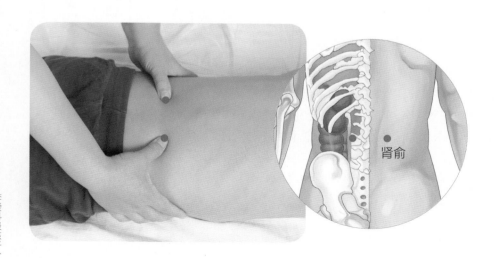

肾俞

李爱科谈孩子个子高、颜值高、视力好

让孩子一出生就身体棒

孕妈妈养胎很重要

既然肾是先天之本，孕妈妈从怀孕时就要注意调护，也就是通常说的胎儿期保健很重要。中医讲"胎养以保其真"，胎儿在孕妈妈肚子里，全部依赖孕妈妈的气血滋养，孕妈妈的气血充盛，胎儿就会安康。有的孕妈妈呕吐特别严重或者孕期情绪波动大，导致气血不足或不畅，就会出现胎动不安。

因此，孕妈妈要保持心情愉悦，饮食合理，劳逸结合，切不要滥用药物和保健品，这样孩子才能先天之本充盛，身体健康。

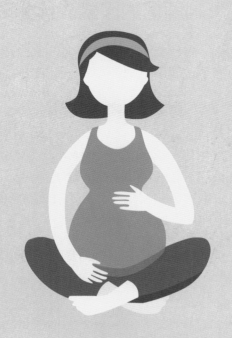

各类补品、保健品不能给孩子随便吃

孩子虽然肾常不足，但是各类补品、保健品是不能乱吃的。有的老人疼爱孩子，从小给孩子吃各类补品，认为给孩子多补补，身体会更强壮，殊不知许多补品内激素含量过高，结果导致孩子性早熟，给孩子带来心理和生理上的双重伤害，所以大家一定要注意。

颜值高——
气血充足面色才红润

影响颜值的因素，最重要的竟然是它

为什么有的孩子面色红润、皮肤细嫩，可有的孩子面无血色、肤色晦暗，显得不精神呢？中医认为，孩子的颜值高不高，主要取决于肺。

● 肺为水上之源，充盈五脏、润泽皮毛

在人体五脏中，肺的位置最高，被称为"华盖"，又称为"水上之源"。《黄帝内经》中有"饮入于胃，游溢精气，上输于脾，脾气散精，上归于肺，通调水道，下输膀胱，水精四布，五经并行"的说法。意思是由脾运化的精气，必须先输送到肺，肺再将津液像雨露一样散遍全身，才能熏蒸肌肤、充盈五脏、润泽皮毛。

● 肺主皮毛，肺好的孩子皮肤就好

皮毛包括皮肤、肌肉、毛发、毛孔等，覆盖在人体表面，是人体抵御外邪的屏障。肺气充足的孩子，肌肤润泽，肌表固密，毛孔开合正常，体温调节能力强，对外邪的抵抗力强，不容易生病；而肺虚的孩子，不仅容易被外邪侵犯而经常生病，而且皮肤干燥、头发干枯，一副营养不良的样子。

知道了皮肤和肺的关系，面色不好、皮肤差的孩子要想有所改善，就要调补肺气。平时可以给孩子常喝莲子红枣大米粥，以滋阴养肺、润泽皮肤。

脾和肺是母子，健脾助力高颜值

孩子身体的气血是否充盈，决定其皮肤是否细腻。中医认为，脾主气血运化，肺主一身之气。所以，养肺的同时也要健脾。

• 脾为土，肺为金，土能生金

清代儿科名著《幼科铁镜》认为，脾脏属土，土为万物之母，亦是人身之母。而脾与肺的关系是土生金的关系。脾土不好了，肺金的功能也会跟着变差。脾胃不好的孩子，颜值也会受影响。所以，要想孩子颜值高，养肺的同时也要健脾。

• 中医常用补脾的办法养肺

因为小儿"脾常虚"，脾气虚会使肺气不足，也就是"土不生金"，调理时应该用"培土生金"的办法，适合用补脾的办法养肺。

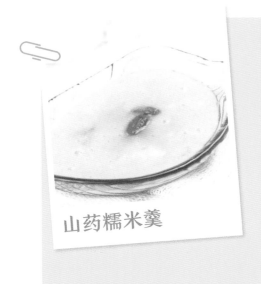

山药糯米羹

材料 山药100克，糯米50克，枸杞子5克。

做法

1. 将山药去皮，洗净，切块；将糯米淘洗干净，放入清水中浸泡3小时；枸杞子洗净，备用。
2. 糯米和山药块一起放入搅拌机中打成糊。
3. 将糯米山药糊和枸杞子一起放入锅中煮成羹即可。

用法 趁热服用。

功效 山药有健脾养肺、补体虚的功效；糯米可健脾益肺，和胃安神。二者一起煮粥食用，健脾肺效果更好，能增强孩子体质。

视力好——
呵护孩子心灵的窗户

为什么说"眼睛是肝脏之窗"

中医学里，五脏和五官是有对应关系的：心开窍于舌，脾开窍于口，肝开窍于目，肺开窍于鼻，肾开窍于耳。肝和眼睛是一对，大家应该经常听到"清肝明目"，为什么清肝和明目总是在一起呢？这是因为肝和眼睛关系密切，清肝有助于明目。

• 孩子肝火旺盛，常有哪些表现

如果看到孩子老是揉眼睛、踢被子，很有可能是肝火旺盛。各位家长不要以为肝火旺是大人才有的问题，孩子同样会有。当孩子肝火旺时，会出现眼睛发红、眼屎变多、脾气暴躁、口干口苦，严重时还会出现视物模糊。而且因为体内火大，所以怕热，睡觉老喜欢踢被子。

• 孩子肝火旺、眼屎多，往往是饮食不当惹的祸

现在人们生活条件好了，饮食不仅满足于吃饱，还要吃好。但是家长并没有注意到，一些食物如牛肉、羊肉等，容易让孩子上火。孩子自身代谢能力较弱，吃多了性质温热的食物，就可能导致肝火旺盛。再加上许多孩子在家都是小皇帝，脾气大，一旦被拒绝，很容易生气，从而导致肝火旺盛。

• 菊花清肝火，能明目

家长如果发现孩子有眼睛红、眼屎多等肝火旺的症状，可以给他喝点蜂蜜菊花茶。菊花性微寒，有疏散风热、清火解毒的功效，调理风火赤眼、咽喉肿痛的效果很好。

可以取2~3朵菊花，蜂蜜少许。然后用开水冲泡菊花，等到茶水变温，再加入蜂蜜调匀即可，让孩子趁温饮用。但要注意的是，1岁以下的孩子不能食用蜂蜜。

电子产品冲击下，怎样护好孩子的眼睛

大人的世界已经离不开手机、电脑等电子产品了，同样，孩子的世界也到处都是电子产品，那么如何预防电子产品对孩子眼睛造成的伤害呢？

● 怎样使用电子产品，不伤眼

过度看手机、电脑、电视等电子产品，对孩子视力的影响非常严重。很多孩子喜欢用手机看视频、玩游戏，也喜欢在电脑上玩游戏、看动画片等，其实，不管是看视频还是玩游戏，眼睛和屏幕的距离一般不会超过 20 厘米。我们都知道，长时间近距离用眼会使睫状肌处于紧张状态，导致睫状肌痉挛和视疲劳。

孩子视力迅速下降，除了繁重的学习任务外，无节制地玩手机、看电脑、看电视等也是主要原因。

为了保护孩子的眼睛，家长可以这样做。

减少孩子长时间近距离视物的时间

2 岁以下禁止接触电子屏幕，2~6 岁看电子屏幕时间每次不超过 30 分钟，6 岁以上每天接触电子产品的时间不超过 2 小时。

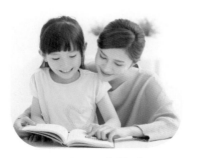

孩子阅读纸质书籍时，要端正坐姿，不要躺着或歪坐在沙发上看，眼睛与书本的距离要在 30 厘米以上

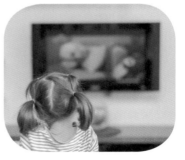

孩子看电视时，要与屏幕保持 50 厘米以上距离，盯着屏幕看时，尽量有意识眨眨眼。注意每半小时闭目休息 5 分钟，并适当远眺

多接触阳光，增加户外活动时间，可防近视

孩子的眼睛和身体多接触阳光，增加户外活动，比如玩丢沙包、跳绳、踢球等游戏，可减少近视的患病率。

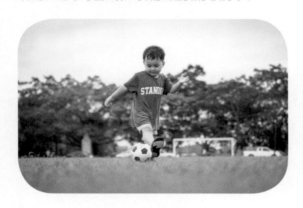

• 孩子适合看 3D 电影吗

当我们走进电影院，会被铺天盖地的 3D 电影冲击，甚至很多儿童电影也趋向 3D。那么，3D 电影会不会影响孩子的视力发育呢？孩子适不适合看 3D 电影呢？

意大利最高卫生保健委员会发布过一条禁令，禁止 6 岁以下孩子戴 3D 眼镜看电影。因为孩子眼睛尚未发育完全，长时间戴 3D 眼镜，可能造成斜视、弱视及其他视力问题。

看 3D 电影要戴 3D 眼镜，3D 眼镜并不是量身定制的，镜片光学中心不适合自己的瞳距，时间久了就会引起视疲劳，对孩子视力损害更大。3D 电影的画面移动速度快，景深不断变化，10 岁以下正是孩子眼球、眼部肌肉和视觉系统的发育期，用眼不当很容易导致视疲劳，诱发假性近视。孩子戴不适合的 3D 眼镜，时间长了，很容易造成视物模糊、流泪、头晕等。

此外，一些未彻底消毒的 3D 眼镜还可能让孩子传染上红眼病等眼疾。所以，家长尽量少带 10 岁以下的孩子去看 3D 电影。

护眼的根源在养肝，顺应节气事半功倍

春天冰雪融化，万物复苏。伴随着万物生长，人体的新陈代谢也逐渐旺盛。春天是肝气生发的季节，也是呵护孩子眼睛的好时节。所以，家长要学会对孩子眼睛进行春季保养。

● 早睡早起，不伤眼睛

春季，要让孩子顺应大自然的变化，早睡早起、不熬夜。晚上要在10点之前睡觉，早晨起床不要晚于8点。这对呵护眼睛很有好处。

● 进行适度的户外活动

春天阳光明媚，不要让孩子总宅在家里。趁着天气好，可以带孩子到户外活动一下，晒晒太阳、做做游戏，有利于肝气的生发，促进气血通畅，从而呵护眼睛。还可以让孩子在空旷的原野极目远眺，对呵护孩子的视力更有益处。

● 多吃时令蔬果，补充维生素

多吃一些时令水果和黄绿色蔬菜，补充养护眼睛所需的维生素。可以选择菠菜、油菜、韭菜、胡萝卜、苹果、草莓等。

● 春天多风，要提防风对孩子眼睛的伤害

春天多风，也容易出现沙尘暴天气，要注意对孩子眼睛的保护。恶劣天气，尽量不要带孩子外出。如果外出，要做好孩子眼睛的保护工作，避免风沙对孩子眼睛的侵袭。最好让孩子戴上面纱或能见度较高的护目镜再出门。如果路遇风沙来袭，尽快找到可以躲避的场所，如超市、商场等，等风沙小一点儿再行走。

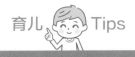

育儿 Tips

春季养肝，不宜吃哪些食物

春天孩子体内火气较大，饮食不注意，很容易"惹火上身"。春天，不适合过多食用羊肉、辣椒、肥肉等食物。同时要让孩子保持口腔卫生，经常漱口，多喝白开水。

PART 1
身高、颜值、视力

孩子健康生长发育三指标：

给孩子最好的护眼方案

保护视力，孩子的头面部就有灵丹妙药，它就是神奇的太阳穴。太阳穴位于孩子面部，在中医经络学上被称为"经外奇穴"。

经常按摩太阳穴，可以呵护孩子的眼睛，缓解视疲劳，还可以防治许多眼部疾病，如目赤肿痛、近视眼、角膜炎等，具有很好的调理和保健作用。

按摩太阳穴，
为孩子擦亮"心灵的窗户"

当孩子眼睛疲劳时，家长应该适当为他们按摩太阳穴，能够帮助孩子缓解疲劳。

具体方法如下：

❶ 先让孩子正坐或者仰卧，双手自然下垂。家长两只手掌心向着孩子头部。

❷ 家长把自己的两只大拇指放在孩子的头部两侧，彼此相对用力，垂直揉按太阳穴，直到孩子有酸胀感为止。注意用力要均匀、适度。

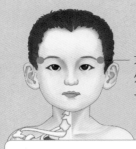

太阳穴在眉梢和外眼角中间向后一横指的凹陷处

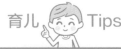

育儿 Tips

**为什么日常生活中，
保护好孩子的太阳穴尤其重要**

由于太阳穴位于头部颅骨最薄弱的部位，且此处对应的颅内分布着丰富的血管，一旦太阳穴受到损伤，将会直接危及生命。因此，家长一定要叮嘱孩子，在日常生活中，要保护好自己的太阳穴。

让孩子多长高10厘米

遗传影响身高，先天决定下限，后天影响上限

父母个子矮，孩子就一定矮吗

不少父母都认为，自己个子矮，孩子注定长不高。事实上，遗传因素只能决定身高的70%，营养、睡眠、运动、情绪这些后天因素，对身高的影响能达到30%。千万别小看这30%，它意味着即使父母个子不高，孩子也能够达到理想身高。

父母个子矮，孩子不一定就矮

3年前，一位个子偏矮的妈妈带着10岁的女儿来找我咨询。这孩子原本性格活泼开朗，但上了三年级后，忽然就变得沉默寡言、心事重重，问原因才知道，原来孩子在学校经常被同学称作"小矬子"。这时父母才意识到，孩子这两年的确没怎么长个儿，很着急，平时不停地给孩子喝牛奶、吃钙片，但直到孩子10岁上四年级时，还是全班最矮的。

经过检查诊断，我给孩子制订了一套身高管理方案，孩子的妈妈回家后，非常认真地按照方案执行，3个月后，孩子来复诊，发现长高了2.5厘米。我结合孩子的骨龄进行了预测，如果孩子一直按照方案来，就有机会长到160厘米。虽然160厘米对于大家来说不算高，但她的父母都偏矮，这已经超过父母预期的身高了。

● 孩子的身高受两大因素影响

许多父母问我："我俩个子都矮，孩子能长高吗？"我都会回答："只要孩子的骨骺未闭合，还在生长期之内，通过调整饮食、作息等生活习惯，就很有可能比遗传身高高出至少10厘米。"

李爱科谈孩子个子高、颜值高、视力好

在生活中，许多父母往往更看重遗传身高，而忽视了后天的作用。父母因为自己个子不高，所以总是消极地认为，孩子也只能跟自己一样矮。而事实是，身高受两大因素的影响：第一是先天因素，也就是遗传因素，父母身高遗传占70%；第二是后天因素，占30%。

许多父母认为，自己原本个子就不高，对于孩子能长高也基本不抱有希望，哪知孩子的身高"七分天注定，三分靠后天"，所以父母对孩子身高的关注度其实可以更积极一些。

通过后天努力，孩子能比预期多长 10～20 厘米

在门诊，不少父母常会问我："李大夫，孩子长个儿后天因素才占到30%，是不是太少了？"这个数据听起来好像不是很吸引人，但是，事实表明这个百分值是很喜人的。

我可以告诉大家，假设妈妈身高165厘米，以妈妈的身高为基数，如果后天因素占到30%，大家可以想象一下，那么对孩子身高的影响能高达49.5厘米（若以爸爸身高为例，道理相同）。但是如果通过科学的方法，孩子有可能多长10～20厘米。

● 什么是遗传身高

遗传身高是指根据父母的身高预测出来的孩子未来的身高。可以把这个预测出来的身高称为"遗传靶身高"。

● 怎样计算遗传靶身高

在这里教大家两个计算公式。

> 男孩的遗传靶身高 =（父亲身高 + 母亲身高 + 13 厘米）÷2

之后，再加、减7.5厘米，得出的两个数值就是男孩身高的预测值范围。

> 女孩的遗传靶身高 =（父亲身高 + 母亲身高 − 13 厘米）÷2

之后，再加、减6厘米，得出的两个数值就是女孩身高的预测值范围。

举例说明，一个女孩，如果父亲的身高是170厘米，母亲身高是160厘米，套用上面的公式：

（170 厘米 + 160 厘米 − 13 厘米）÷2 ≈ 159 厘米

这个女孩的遗传靶身高是159厘米。

这个数值加上或者减去6，就是孩子的遗传身高范围，也就是说，孩子身高范围是153~165厘米。

●孩子通过后天努力，也能达到理想身高

那么，在什么情况下孩子是153厘米，又在什么情况下孩子是165厘米呢？这就要靠后天的努力了。孩子如果不注意一些关键的生活习惯，就可能只有153厘米。而通过后天的努力，完全可以达到165厘米。只要我们懂得科学知识，充分发挥孩子的生长潜能，是能够达到理想身高的。

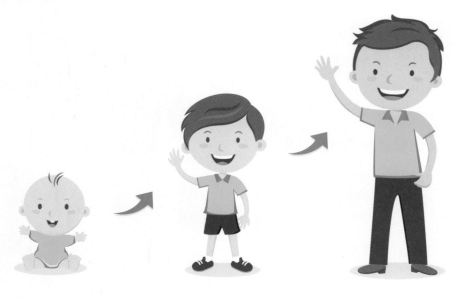

细数影响孩子长个儿的因素

睡眠——睡不香的孩子长不高

睡眠就像空气、阳光、水分一样，是孩子体内不可缺少的"营养"。它可以帮助大脑消除疲劳，促进生长激素的分泌，增强机体免疫力。对于正处在生长发育期的孩子来说，每天应保证 8 小时的睡眠。

● 睡眠不足的孩子，为什么长不高

许多研究表明，睡眠质量差的孩子要比同龄人矮。睡眠对于长个儿具有重要意义。良好的睡眠对孩子来说，不仅有保障机体复原的作用，还有调控体格生长、修复记忆的功能。睡眠能帮助孩子的肌肉得到放松，也有利于孩子骨骼、关节的生长，且能释放出更多的生长激素，帮助孩子更顺利地长高，这样长得高才有希望。

但是中国儿童睡眠不足已经成为造成其肥胖的一个因素，不仅会影响孩子的长高，还会引起各种并发症，对其学习记忆功能的损伤具有不可逆的影响，对神经系统发育和身体发育也有很大伤害。

● 孩子睡多久有利长高

年龄段	推荐睡眠时间
初生婴儿（0~3 个月）	14~17 小时
婴幼儿（4~11 个月）	12~15 小时
学步儿童（1~2 岁）	11~14 小时
学龄前儿童（3~5 岁）	10~13 小时
学龄儿童（6~13 岁）	9~11 小时

注：数据参考美国国家睡眠基金会发布的最新睡眠时长研究建议，结合我国儿童实际情况。

具体情况要因人而异，在这个范围内就可以了。如果孩子睡醒后精神较好，食欲也正常，就不要太纠结少睡了半小时或多睡了半小时。

• 如何提高孩子的睡眠质量

经常有家长问我，孩子晚上睡前比较兴奋，影响孩子睡眠，或者半夜经常醒来。这种情况怎么办呢？怎样能让孩子一觉睡到大天亮呢？

中医认为，孩子入睡困难、睡眠状态不佳，主要是心神不宁导致的。这就需要让孩子的心神变得安宁。我经常推荐家长给有睡眠障碍的孩子进行穴位推拿，能够安定心神，促进睡眠。

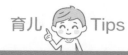
育儿 Tips

怎样合理安排午餐，有利于促进孩子午睡

首先，午睡时间不要太长，最好不超过1小时。其次，午睡距离晚饭的时间尽量远一些，到了下午五六点就别再睡觉了，否则，睡眠节奏会混乱，不仅会影响晚间的睡眠质量，还会影响孩子的晚餐摄入量。

扫一扫，看视频

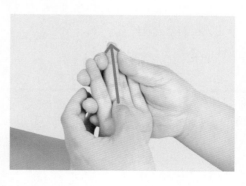

清心经

〔**取穴**〕中指掌面指根到指尖成一直线。

〔**方法**〕用拇指指腹从孩子中指指根向指尖方向直推100次。

〔**功效**〕清除心火，促进睡眠。

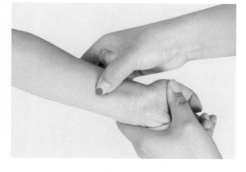

按揉内关

〔**取穴**〕仰掌，腕横纹上2寸，当掌长肌腱与桡侧腕屈肌腱之间取穴。

〔**方法**〕用拇指指腹在孩子内关穴上按揉100次。

〔**功效**〕宁心安神，帮助睡眠。

李爱科谈孩子个子高、颜值高、视力好

饮食——这些饮食习惯孩子伤不起

走在街上，我们会发现现在有很多不太高的胖孩子，这些孩子似乎是"横向发展"。其实，导致孩子肥胖、个儿矮最重要的后天原因是管不住自己的嘴，吃了不该吃的、吃的时间不对、吃得太多……这些不健康的饮食习惯都会让孩子变得肥胖、个儿矮。

三餐不正常，饮食无规律

孩子早晨赖床，中午才吃早餐，下午两三点吃午餐，晚上饮食又很丰富，还喜欢吃夜宵……

对策：调整孩子的作息习惯，让孩子早睡早起，三餐规律，睡前 2 小时不要给他吃东西，实在饿了，可以吃个苹果或喝杯牛奶充饥。

挑食、偏食

有的孩子不吃菜，只吃肉，称为"肉食动物"；有的不吃肉，只吃菜，是素食者；还有的孩子只盯着自己爱吃的某几样东西使劲儿吃。直接后果就是营养失衡，导致生长发育受影响。小胖墩和"豆芽儿菜"，都是这种情况导致的。

对策：孩子为什么不爱吃蔬菜或不爱吃肉？有可能是因为其咀嚼功能还不发达，不爱咀嚼，自然就咽不下去，容易卡在喉咙处。在这种情况下，可以把蔬菜和肉切碎，制成大小适宜、容易下咽的饮食。

如果孩子不爱吃蔬菜，可以把蔬菜和面粉一起和成糊，制成菜丸子，蒸熟食用；还可以用可爱的盘子来装盛蔬菜，吸引孩子食用。

同样，孩子不爱吃肉，也可以想办法把各种肉类剁成肉末，做成丸子、肉粥，让孩子吃。通过缩小体积和外形，让原来的形状消失，孩子看不到，消除抵触情绪，无形中就会吃下去。

孩子总喜欢吃零食

太多孩子都离不开零食，嘴馋的时候就是忍不住要吃，这该怎么办呢？其实零食不是不能吃，关键要适度。

当然，对于零食，父母要会挑选，选择天然、新鲜、易消化的食品；拒绝高油、高糖、腌制食品。而且要严控时间，掌握好量。零食就是两顿饭之间的补充，千万别当作正餐来食用。零食和正餐最好间隔1.5~2小时，原则上睡前2小时不准吃零食。对于小胖墩来说，晚上8点以后就不要再吃任何东西了。

可吃	避免食用
新鲜水果、可生食蔬菜 馒头片、杂粮面包 鸡蛋（煮鸡蛋、鸡蛋羹） 豆制品（豆腐干、豆浆） 原味坚果类（婴幼儿 磨碎食用） 酸奶	果脯、水果罐头 膨化食品（爆米花、锅巴、 虾条等） 油炸食品（油条、炸糕、 炸薯片等） 香肠、咸鱼、腊肉等腌制品 炭烤类食品 高盐坚果

不爱喝水，渴了就想喝饮料

有的孩子觉得白开水不好喝，渴了就想喝饮料，吃饭的时候也要旁边放瓶饮料才能吃得有滋味。

对策： 给孩子准备一个水壶，装上水，让孩子慢慢养成自己喝水的习惯。如果孩子实在想喝饮料，就给他喝适量鲜榨蔬果汁、豆浆、牛奶，而不是任由其喝可乐、珍珠奶茶等热量高的饮料。

李爱科谈孩子个子高、颜值高、视力好

环境——孩子长不高的罪魁祸首，居然是父母老吵架

当孩子出生后，这个可爱的小生命就为父母打开了一个新的世界。父母对孩子的爱仿佛超越了一切。亲子关系也似乎慢慢掩盖了其他感情，成为生活的重心……家庭中不可忽略的夫妻关系，在孩子的成长过程中也有着举足轻重的作用，夫妻关系的好坏直接影响孩子的生长发育。

● 家庭氛围是否和谐，影响孩子健康成长

心理学家反复强调，不良的家庭氛围会影响孩子生长激素的分泌，影响其生长发育及心理模式。

英国有一个针对矮小孩子的调查，研究人员对 6574 名 1958 年同一星期内出生的孩子进行了长达 40 年的追踪随访。结果显示，有家庭冲突的孩子，矮小者占 31.7%；无家庭冲突的孩子，矮小者占 20.2%，二者差别显著。所以，父母之间减少冲突，找到合适的相处模式，对于孩子的生长发育尤其重要。

父母应该如何相处，才更有利于孩子的成长呢？

最重要的一点，是父母不能当着孩子的面吵架。不管发生什么样的矛盾和分歧，父母都不能在孩子面前情绪失控。因为孩子可能会认为是因为自己导致了爸爸妈妈关系紧张，从而引起吵架。孩子可能会产生负疚感和焦虑情绪。

万一当着孩子的面争吵，可以直接告诉孩子："这是由于爸爸妈妈之间的意见不同导致的，爸爸妈妈只是暂时没有达成统一的意见，并不是感情出了问题。而且发生争执跟你没关系，并不是你的错。"

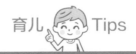

育儿 Tips

父母怎样做，亲子沟通更有效

平时在跟孩子沟通时，需要注意一些简单的技巧，比如要多鼓励，少抱怨。要善于发现孩子的优点，但也不必无缘无故地表扬孩子。表扬孩子时，要非常明确地点明，最好是针对因孩子自己的努力取得的进步进行夸奖，像"你长得真漂亮"这样的表扬尽量少说，要让孩子意识到"长得好看跟自身努力没关系，而努力学习、养成好的生活习惯，是经过自己努力获得的，才更有价值"。

情绪——心情不好竟是孩子长个儿的障碍

现实生活中，不少父母对孩子的关心往往体现在"物质"上，对孩子精神层面的关心却很少。许多父母会说，小孩子哪有那么多心理问题，吃好喝好就足够了。这样说有些武断，随着孩子年龄增长，其想法也越来越复杂，心理健康对孩子生长发育的影响也越来越大。

孩子上学压力大，导致不长个儿

一次，有位家长带着 9 岁的男孩来向我咨询问题："孩子不长个儿，胃口不好，特别瘦，怎么办？"我问家长："孩子平时上学压力很大吧？"家长说："特别大，作业经常写到半夜。"我认为，这就是孩子负担过重，导致情绪不畅、气血紊乱，伤到了脾胃，所以孩子就会出现胃口不好，也不爱长个儿。

● 思虑伤脾胃，吃饭不香不长个儿

中医理论认为，五脏、五行、情志是对应的。其中，脾胃属土，脾主思。思虑过多，会使脾胃受损，孩子吃饭不香就不容易长个儿。对于思虑过多的孩子，父母要学会给孩子宽心，不要给孩子施加过多压力，应该及时鼓励孩子。

● 惊恐伤肾，肾气不足影响长个儿

中医认为惊恐伤肾，有的孩子受到惊吓就会尿裤子。四五岁的孩子就像春天的小鸟，最禁不住惊吓。孩子像一张白纸，大人说什么，他就相信什么。所以不能吓唬孩子。惊恐伤肾，肾气失固，经常受惊吓的孩子肾气不足，就不容易长个儿。

要想真正理解孩子的心思，就要学会先做孩子的朋友。确切来说，就是要做孩子的"大朋友"，融入孩子的领地。随便逗孩子不可取，吓孩子更要不得，这样只会给孩子的生长发育埋下隐患。

● 过喜伤心，心神不安睡眠差、不长个儿

中医所谓"喜伤心"，其实叫"过喜伤心"，从而引起心火太盛，或被痰热所扰。其症状主要表现为喜笑不休、神情恍惚，进而兴奋得语无伦次、举止失常。所以不要让孩子玩得太疯，因为太开心、太兴奋会干扰心神，晚上睡眠就会有问题。睡不好，脏腑运作就会紊乱，从而影响生长发育。孩子经常夜眠不安，可以用一点儿有静心安神作用的朱砂，涂在印堂上，帮助孩子安定心神，睡个好觉。

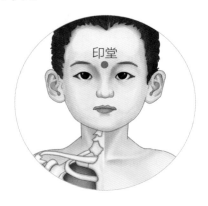

● 悲忧伤肺，孩子要长个儿首先要快乐

悲伤和忧愁虽不同，但皆为负面情绪。《黄帝内经》说"悲则气消""忧愁者，气闭塞而不行"，说明过度悲伤或忧愁，最易损伤肺气或导致肺气运行失常。肺气失常，全身气血不通畅，就容易影响孩子的生长发育。因此，让孩子保持积极乐观的心态，对于保护肺脏是很重要的。经常哈哈大笑能够加大肺活量，促进身体的气血运行，并将身体内的浊气呼出，吸入更多新鲜空气，更好地保护肺脏健康。欢快的家庭氛围可能是最廉价也是最宝贵的养肺品，父母要牢记这一点。

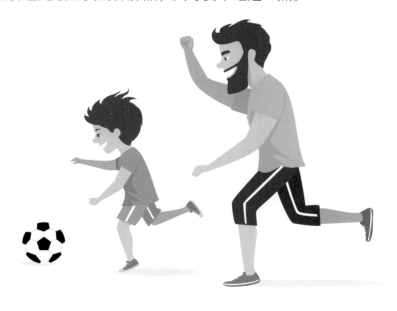

体质——调体质，促长个儿，变不利为有利

生活中我们发现，有的孩子身体比较弱、身材比同龄孩子矮小、性格内向等，其实这都是体质差造成的。对于先天体质较弱的孩子，通过后天的培补，同样能够变不利为有利，促进孩子长高个儿。

● 孩子先天体质差，每天按揉足三里

足三里是足阳明胃经的主要穴位，具有调理脾胃、补中益气、通经活络、扶正祛邪的作用。民间有句俗话叫"揉揉足三里，胜吃老母鸡"，还有一句话叫"若要小儿安，三里常不干"。可见，足三里是个好穴位，对于促进生长发育的作用非常好。

足三里的精准定位

足三里位于外膝眼下 3 寸，胫骨旁开 1 寸处。可以让孩子站立，弯腰，把同侧的手掌张开，虎口围住膝盖外缘，四指直指向下，食指按在胫骨上，中指尖所指的位置就是足三里穴。

按揉方法

以两拇指指腹放在孩子腿部两侧足三里穴位置，一般力度保持让皮肤凹陷 2 ~ 3 毫米，左手逆时针、右手顺时针方向旋揉 2 ~ 3 分钟，每分钟 80 ~ 100 次。

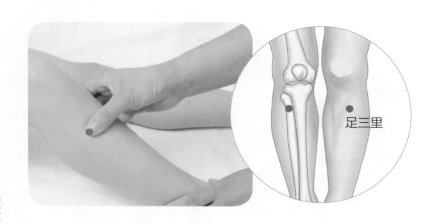

足三里

监测身高和骨龄，
了解孩子的生长状况

简单易掌握的家庭测身高法

如何能够在家准确测量出孩子的身高呢？这里教给家长朋友们非常简单的两种测量方法，很容易掌握。

• 用随手可得的测量工具测量

可以将身高贴纸贴在墙上，通过校正得出准确尺寸。之后，可以用书、硬纸板，水平放在孩子的头顶上，以身高贴纸为基准，进行测量。

• 皮尺测量法

让孩子光脚在墙根站直，立正姿势，脚后跟、臀部、两肩胛都紧靠墙壁，眼睛平视，下颌回收，在孩子的头顶水平地放一个硬纸板，在硬纸板与墙交界处画一道线。用一条皮尺来测量这道线到地面的高度，得出的数据就是孩子的身高。

• 在家测量身高的常见误区

从经验来看，仰视和平视的误差是 0.5 ~ 1 厘米。另外，有的女孩梳着较高的发髻，这样也会影响测量数据。还有的孩子非常好动，姿势时刻在变化，这就容易出现 1 厘米以上的误差，影响测量的准确度。

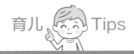

育儿 Tips

掌握在家给孩子测量身高的频率

对于孩子身高的测量频率不宜太高，一般每 3 个月测量一次。有的父母很着急，几乎一天给孩子测一次，这样很难看到变化。

需要说明的是，孩子长个儿的速度并不均衡，而是变速的。比如孩子的生长可能会受到季节的影响，冬天长得比较慢，春季和暑期长得比较快。

怎样通过骨龄预测身高

如今，家长们越来越关注孩子的身高问题。你知道吗？只需要拍一张手腕的 X 光照片，就能大致预测孩子的未来身高，这在医学上称为骨龄测试。

● 给孩子测骨龄的意义

骨龄是人体骨发育成熟程度的良好指标，它不仅可以确定孩子的生物学年龄，还可以通过骨龄及早了解孩子的生长发育潜力以及性成熟趋势，通过骨龄还能准确预测孩子的成年身高以及未来的生长曲线。

骨龄和年龄不一样。测试骨龄能知道孩子的生长潜力。骨龄和实际年龄越相近，生长潜力越大；相反，生长潜力越小。孩子骨龄比实际年龄大，骨骺有提前闭合的风险；孩子骨龄比实际年龄小，存在生长缓慢、发育滞后的风险。

孩子因为饮食习惯不良、护理不当、病后失养或不良的家庭及环境因素等所致的营养缺乏症，往往会导致身材矮小，生长发育缓慢，性发育迟缓，表现在骨龄上就是迟于实际年龄。这类骨龄落后于实际年龄的孩子，个体差异大，必须进行个性化测评和分析。

● 什么情况下要做骨龄测试

矮小症的诊断标准目前在世界上是参考 2006 年 WHO 所确定的标准，指的是儿童在生长发育过程中身高低于同种族、同性别、同年龄段三个百分点以下即怀疑矮小症。另外，对于低于同龄儿童身高的两个标准差以下也可以诊断矮小症，并且孩子每年生长的速度小于 5 厘米。如果这几点同时存在，矮小症诊断就可以成立。

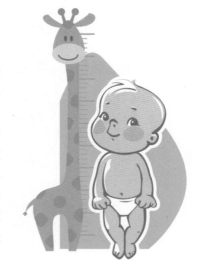

其实人的生长速率是不同的，有的孩子长个儿早，有的长个儿晚，但在每个年龄段都会有一个平均值。举例来说，1 岁以下的小婴儿的正常身高是 75 厘米左右；3 岁的幼儿，女孩的正常身高在 95 厘米左右，男孩则在 100 厘米左右。6 岁以后的孩子每年身高增长应该在 5~6 厘米。

3~15岁儿童青少年身高标准表

年龄	男孩（单位：厘米）			女孩（单位：厘米）		
	矮小（第三百分位）①	偏小（第十百分位）	标准身高	矮小（第三百分位）	偏小（第十百分位）	标准身高
3岁	89.7	91.9	96.8	88.6	90.8	95.6
4岁	96.7	99.1	104.1	95.8	98.1	103.1
5岁	103.3	105.8	111.3	102.3	104.8	110.2
6岁	109.1	111.8	117.7	108.1	110.8	116.6
7岁	114.6	117.6	124.0	113.3	116.2	122.5
8岁	119.9	123.1	130.0	118.5	121.6	128.5
9岁	124.6	128.0	135.4	123.2	126.7	134.1
10岁	128.7	132.3	140.2	128.3	132.1	140.1
11岁	132.9	136.8	145.3	134.2	138.2	146.6
12岁	138.1	142.5	151.9	140.2	144.1	152.4
13岁	145.0	149.6	159.5	145.0	148.6	156.3
14岁	152.3	156.7	165.9	147.9	151.3	158.6
15岁	157.5	161.4	169.8	149.5	152.8	159.8

注：①百分位，判断孩子身高是否正常的标准。同年龄段、同种族、同性别身高低于第三百分位者，就属于矮小，要进一步做检查。

还有一个横向比较方法，即把孩子和同龄孩子比较，如果孩子在幼儿园或班级中，属于身高较低的几个人，就该关注孩子的生长问题。从医学专业来说，在 100 个同龄孩子中，身高处于最低 3% 的孩子，即第三分位者，是非常有必要关注身高的。

需要提醒大家，这类孩子要及时进行骨龄、内分泌等检测。因为达不到平均身高或者属于同龄人中身材比较矮小之列的，很可能是体内生长激素分泌量减少，或是有甲状腺功能障碍等问题，需要早就医以判断有无病理性问题。

不同年龄段测骨龄，有什么益处

临床上，经常有家长问我："给孩子测骨龄的最佳年龄是什么时候呢？"其实，不同年龄测骨龄有不同的意义。

3~10 岁时做骨龄测试

因为孩子正处于生长发育期，早点检测不仅可以及早了解孩子的发育状况，还能在发现问题之后及时治疗，可以争取到更多的治疗、调整时间。

进入性发育前期做骨龄测试

女孩 8 岁左右，男孩 10 岁左右，在这个时期做骨龄测试，可以提前了解孩子能否以正常的发育水平和发育速度进入青春期，保证孩子的性发育和身高发育能够符合正常标准。

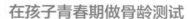

在孩子青春期做骨龄测试

在这个年龄段及时做骨龄检测，能够确认孩子的发育是否正常，尤其是在身高方面。对于女孩来讲，不同年龄段的骨龄对应不同的身高发育时期。骨龄 11~13 岁，往往处于身高突增期，骨龄 11 岁约第 9 个月以后来初潮，进入青春期，而在骨龄 17.3 岁之后，就会停止长高。而对于男孩来说，每个年龄段都会稍微晚于女孩。男孩的身高突增期在骨龄 13~15 岁，青春期在骨龄 13 岁以后，而在骨龄 18.4 岁后才会停止长高。

骨龄大的孩子，怎样调理最有效

前面我讲过，肾主骨，直接影响孩子的生长发育。孩子骨龄大主要是因为肾阴亏损，导致命门火旺，致使骨龄增长过速。中医调理主要侧重于滋阴潜阳，也就是滋肾阴、清热，让孩子骨龄的增加速度缓下来，逐渐调整到骨龄增长值和年龄增长值同步的状态。

● 牡蛎、小米一起煮粥，滋肾阴效果好

中医认为，牡蛎性平，味咸，归肝经，有滋阴益血、清热的作用；小米性凉，味甘、咸，归脾、胃、肾经，可滋阴补血、清热。牡蛎和小米一起煮粥，经常给孩子食用，可以滋补肾阴。

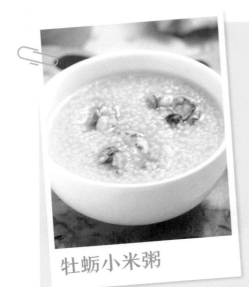

牡蛎小米粥

材料　小米 80 克，牡蛎肉 50 克。
做法
❶ 将小米洗净；牡蛎肉洗净，用清水浸泡 20 分钟，捞出备用。
❷ 锅中倒入清水烧开，将小米倒入水中煮成粥。
❸ 将牡蛎放入小米粥中继续熬煮，用小火熬 3 分钟即可。
用法　每天晚上食用，每周 2~3 次。
功效　滋补肾阴，降虚火。

骨龄小的孩子，如何调理效果好

孩子骨龄小，中医认为主要是肾阳虚导致的，肾阳不足的孩子身体缺乏成长的动力。所以针对骨龄小的孩子，调理应以温阳补肾为主。

孩子骨龄偏小、生长迟缓，温补肾阳效果好

一位妈妈带着4岁半的女儿来找我，孩子身高只有100厘米，检查骨龄发现只有2岁半，但是生长激素检查是正常的。我觉得孩子是肾阳不足引起的骨龄偏小，就给孩子开了温补肾阳的中药，让孩子经常服用。

同时，我又让孩子的妈妈给孩子做板栗肉桂炖牛肉，每周食用2~3次，同样能够温补肾阳，促进骨龄生长。经过两年的调理，再进行骨龄检测时，孩子的骨龄达到正常。

• 肉桂、板栗、黄牛肉一起炖着吃，温肾助阳

中医认为，肉桂性大热，味辛，归心、脾、肝、肾经，有温中散寒、补火助阳的功效；板栗性温，味甘、平，归脾、胃、肾经，有益气补脾、补肾强筋的作用；黄牛肉性温，味甘，归脾、胃经，可以补脾胃、益气血、强筋骨。三者一起炖食，对温补肾阳效果好。

板栗肉桂炖牛肉

材料 板栗100克，黄牛肉50克。

调料 肉桂5克，香菜末、葱花、姜末、盐各适量。

做法

❶ 板栗去壳取肉，洗净；黄牛肉去净筋膜，洗净，切块，放入沸水中焯去血水。

❷ 锅置火上，倒入适量植物油，待油烧至七成热，下葱花和姜末、肉桂炒香，放入牛肉块煸炒。

❸ 倒入板栗和牛肉块翻炒均匀，加入适量清水煮至牛肉熟透，用盐调味，撒上香菜末即可。

用法 佐餐食用，每周2~3次。

功效 温肾助阳，改善骨龄偏小。

抓住一年中长个儿最快的两个黄金期

第一黄金期：从惊蛰到小满

遗传决定个体身高发展潜力，后天因素影响潜力能否充分发挥。家长需要做的就是，抓住时机消除影响身高增长的不利因素，让孩子的长高潜力完全发挥。

• 一年中孩子身高增长的重要阶段：惊蛰和小满

只有清楚孩子的生长发育规律，一直关注其身高变化，这样才能及早发现问题，及时解决问题。其实，孩子身高增长在一年中也有其峰值阶段，这就是惊蛰和小满。

《黄帝内经》记载："春三月，此谓发陈，天地俱生，万物以荣。"春季是孩子一年中生长发育的关键时期。《素问·宝命全形论》也记载："人生有形，不离阴阳。"阳气不足的孩子大多个子不高。从惊蛰到小满这个时间段，扶阳正是顺应天时。

中医这样记载也是有根据的，在这个时期，天气温暖适宜，孩子新陈代谢旺盛，血液循环加快，呼吸、消化功能增强，内分泌尤其是生长激素分泌增多，为处在生长发育期的孩子创造了长高条件。孩子的消化吸收能力也会增强，进食量随之增加，身体生长迅速。

因此，家长应顺应自然规律，在惊蛰到小满这个阳气生发、生长旺盛的时期，充分利用天时地利之气，多关注孩子的生长发育，助孩子长个儿。

• 春天需要更多的睡眠

俗话说"春困秋乏"，其实人体在春天需要更多的睡眠，这对长高非常有利。而许多孩子为了完成作业或参加各种课外班，根本不能按时睡觉，长期处于睡眠不足，这会让孩子的生长潜能明显受到抑制。

第二黄金期：长速惊人的暑假

许多家长可能有这样的感受，经历一个暑假，等到开学后发现，很多孩子长高了不少。不明原因的家长，可能单纯地觉得这是因为人家的基因好，有长成高个子的潜质，所以一个暑假才长高了那么多。其实，有一种说法叫作"春生夏长"，也就是说夏季是长高的好时节。只要补养适宜，孩子就能在暑假猛长一大截。

● 别让孩子吃含糖量过高的食物

夏天气温高，不少家长为了给孩子解暑，会给孩子准备解暑的雪糕、冰镇可乐、果汁等。这些食物的确是解暑佳品，可是它们含有很高的糖分。摄入太多糖分会影响生长激素的分泌，孩子摄入过多的糖分，就相当于白白错过夏季长高的机会。所以，想让孩子在暑假猛蹿高，可以用白开水或者新鲜蔬果代替含糖量高的饮品，帮助孩子健康度过暑假，促进孩子长高。

● 少让孩子吃油腻的食物，注意补充维生素和钙

夏季又赶上暑假，不少家长都希望抓住时机给孩子多补补。比如，许多家长会顿顿给孩子做大鱼大肉吃。其实，这些肥甘油腻的食物最容易损伤孩子脾胃，影响长个儿。夏天，人体需要补充流失严重的维生素。所以，如果希望孩子长个儿，可以让孩子多吃富含维生素的食物，比如新鲜的番茄、苦瓜、西瓜、芒果等。这些蔬果不仅能及时补充流失的维生素，还能提高孩子的抵抗力，帮助孩子长个儿。

夏季气温高，人体新陈代谢也处于比较旺盛的阶段，有些好动的孩子可能会出汗较多，而钙、钾等营养素也会随着汗液流失得比较厉害，如果不及时补充，也会影响孩子的生长发育。所以，夏天需要让孩子食用富含钙的食物，比如牛奶、豆制品，帮助孩子补充流失的钙。

孩子各年龄段的长个儿秘诀

1岁前，把握孩子长个儿关键期

1岁前，是孩子生长发育最快的时期，也是长个儿的关键期。婴幼儿时期是孩子脊柱发育的黄金时期，如果护理不当，就可能出现脊柱侧弯等问题。所以在孩子1岁前，要保护好孩子的脊柱。

● 孩子3个月的时候

孩子出生后的前3个月内，不建议竖抱，因为这个时候孩子头重脚轻，脊柱特别柔软，一点外界压力都会对其造成影响，如果长时间竖着抱孩子，脊柱就有可能形成不正常的弯曲。

● 孩子6个月的时候

6个月的孩子已会尝试着自己学坐，这个时候脊柱会迎来第二个弯曲度形成。家长要注意的是，千万不能为了炫耀而逼着孩子提前学习坐，因为这时候孩子的脊柱并没有发育好，而且刚开始学坐时也坐不稳，容易往前面弯，长期下去，孩子的脊柱就会发生不正常弯曲。

● 孩子1岁的时候

很多家长为了让孩子赢在起跑线上，会提前训练孩子做各种事情，而孩子1岁的时候，正是学走路的时候，很多家长会抓扶着孩子练习走路。其实这样是不对的，过早练习走路，不仅会对孩子的脊柱造成负担，还会让孩子形成O形腿。正确做法是根据孩子自身的发展，顺其自然。

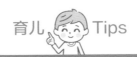

育儿 Tips

孩子的生长发育应该顺其自然

孩子的生长发育应该顺其自然，家长不必强求。想让孩子健康发育，前3个月特别关键，千万不要长时间竖着抱孩子，以免导致孩子脊柱变形。1岁左右，可以协助但不强迫孩子走路。

1~3岁，孩子怎样健康生长

1~3岁的孩子生长发育迅速，身高、体重增长很快，也已经慢慢学会自由地行走、跑、跳、上下台阶等动作，而且随着运动能力增强，也能逐步参与许多户外活动。这些活动不仅能使孩子心情愉快，还能培养其开朗的性格和良好的品质。

但是，很多家长没有经验，不知道如何做才能更好地满足孩子的生长发育需求。下面就告诉大家一些方法，帮助孩子健康成长。

• 合理的正餐、加餐方案，促进孩子长个儿

根据最新《中国居民膳食指南》，1~3岁的孩子正餐饮奶量应该维持在500毫升左右，每天可以加1个鸡蛋、40~75克鱼或者肉，50~100克谷物，蔬菜、水果的量可以适当灵活一些，但要根据孩子的需求而定。最好在正餐中加入一些小块的牛肉或者鸡肉、煮软的蔬菜等。1~3岁的孩子咀嚼能力还不是很好，所以不宜将牛肉、鸡肉做成大块，以免影响吞咽。

这个年龄段的孩子可以适度加餐，比如用牛奶冲泡燕麦，或者用酸奶制作水果奶昔。酸奶一般建议选原味酸奶，加入一些小块、软质的新鲜水果。

• 优化睡眠条件，香甜的睡眠有利于生长

优化孩子睡眠条件，对于促进孩子睡眠和生长尤其重要，比如挑一张好的床垫、选一个合适的枕头。

给孩子挑床垫要注意不要太硬，也不要太软。太硬、太软的床垫既不利于孩子脊柱的发育，也不利于身体的健康生长。

枕头不合适也会对孩子生长发育造成负面影响。孩子枕头的硬度要适中，高度以孩子小拳头的高度为宜。

• 维生素D促进长个儿，科学补充很重要

补充维生素D最好的方式，就是让孩子晒太阳。父母在带孩子晒太阳的时候，要避开上午10点至下午3点，抓住阳光充足但不强烈的时候到户外活动、运动。另外，还可以给孩子补充维生素D制剂。需要强调的是，2岁以内是孩子补充维生素D制剂的重要时期，建议在医生指导下进行补充，坚持补充到3岁，以预防佝偻病。

晒太阳时间表	春秋季 9:00 左右	夏季 8:00 左右	冬季 9:00~10:00

4~7 岁，如何激发孩子的生长潜力

4~7 岁孩子，在正常情况下，身高增长逐渐变缓。但每年应该长 5~7 厘米。这个时期称之为匀速生长期，可通过以下方面激发孩子的生长潜力。

● 吃对了，才能健康地长高

4~7 岁孩子的饮食要遵循四个标准：

一是食物多样化，不同的食物要有机结合。为了孩子身体的均衡发育，应均匀、充分地摄取营养。最重要的是要均匀摄取谷薯、蔬菜、水果、肉类、牛奶、鸡蛋等六类食物。如果一次性难以摄取这六类食物，应通过一日三餐和零食来补充。

二是均衡安排，并不是好的东西吃得越多越好。吃肉也要吃蔬菜，要培养孩子什么都吃的好习惯。

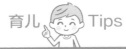

育儿 Tips

孩子出现哪些情况，提示出现性早熟

性早熟是另一个影响孩子身高的因素。如孩子出现以下情况，可能提示是性早熟。此时要进行医学评价，决定是否需要医学干预。

8 岁前女孩：乳房进行性增大，阴道分泌物增多等。

9 岁前男孩：阴茎、睾丸增大，出现阴毛、变声和喉结发育等。

三是少食多餐，妈妈不要太宠溺孩子，看到孩子喜欢吃什么就无限量给孩子吃，以免把孩子的胃撑大了，这样会使孩子吃得更多。一般两顿饭的间隔可以让孩子吃些水果，以免到了吃饭时，孩子由于饥饿而吃得更多。

四是烹调要清淡，少油、少盐。最好不要给孩子吃太过咸辣的饭菜。这时期经常吃咸辣的食物，会让孩子长大后只喜欢口味重的食物，对健康不利。此外，孩子的饮食要少油腻，否则孩子容易抗拒吃饭。

● 运动方式对了，孩子才能长得又高又结实

要让 4 ~ 7 岁的孩子健康地成长，达到理想身高，父母还有一项重要的任务，就是陪孩子运动。大量研究证实，有运动习惯的孩子身高比不运动的孩子普遍要高 2 ~ 3 厘米。

适合 4 岁孩子的运动形式	做操、跑步、拍球
适合 5 岁以后孩子的运动形式	伸展性运动，比如健身操、引体向上、跳绳等

8 ~ 14 岁，怎样让孩子达到理想身高

男孩 8 岁、女孩 7 岁后身高在饮食均衡、睡眠充足、心情愉悦、运动适量，并且没有任何疾病、过度劳累的情况下，一年的身高增长低于5 ~ 7 厘米时，要考虑是青春期前的缓慢生长期。这有可能是孩子要进入青春期的一个信号，要引起家长的注意。

● 青春期前缓慢生长期，要做哪些检查

需要给孩子检查的项目有血常规、尿常规、性激素 6 项等。女孩还要检查乳房的变化、子宫的大小、卵泡的大小及多少等。一旦发现问题要及时纠正。

● 要达到理想身高，首先要严把"进口关"

尽量少给孩子吃反季食物。
避免食用大量的油炸食品、高糖食品、碳酸饮料等。
人参、蜂王浆、牛初乳等富含雌激素的食物也不要给孩子吃太多。
不要随意购买益智、增高的保健品给孩子吃。

● 加强运动，控制体重

超重、肥胖是造成性早熟的一个高危因素。因此，加强在阳光下的有效运动，对控制体重、防止维生素 D 缺乏、避免性早熟至关重要。

怎样避免孩子因频繁生病而影响长个儿

孩子经常生病，必然会影响长个儿。家长如何做，才能避免孩子频繁生病呢？宋代著名医家陈文中的《小儿病源方论》里有很明确的论述，总结下来叫"三暖二凉"原则："三暖"即"背暖、肚暖、足暖"，"二凉"指的是"头凉、心胸凉"。按照古人总结的原则来做，就能够呵护好孩子的身体。

背暖

人体背部为督脉聚集处，督脉主一身之阳气，做好背部保暖，固护好阳气，有利于孩子的生长发育。另外，人体背部有许多腧穴，有重要的生理功能。如肺俞穴感受风寒，会使人汗毛耸立、皮肤腠理闭合、排汗受阻，热量不能有效播散，就会出现发热、咽痛等症状。因此，如果孩子活动后大汗淋漓，一定要及时将汗水擦去，换下湿衣，防止受凉。

肚暖

腹部为任脉聚集处，任脉主一身之阴气。护好腹部不受寒，才能使孩子阴阳协调，少生病，长得高。另外，腹为胃之所，胃肠暖才有助于消化功能正常运行。如果腹部受凉，会造成脾胃虚弱，引起食欲缺乏、消化不良、腹泻等。从解剖结构看，人体肚脐处没有脂肪层，保温效果差，温度低时，肚脐就会先感知到冷，进而诱发胃肠的应激反应。所以，平时要注意孩子的腹部保暖，尤其是夜间睡觉时，小孩子最好穿连体衣，大一点的孩子要穿宽松一点的睡衣，护好孩子的肚子。

足暖

俗称"寒从脚下起"。中医认为，足为胃经、脾经、肾经、肝经之所在，孩子脏腑娇嫩，元气易虚，足暖才能保证肢体末端经络和气血通畅，才能促进孩子生长发育。一旦足部受凉，寒气就会上传至脏腑，从而出现尿频、遗尿、腹泻、恶心、呕吐等症状。所以要注意孩子足部的保暖。

头凉

古人有句话叫"头凉不生病"，意思是头部要凉，不能热，否则容易生病。孩子经由体表散发的热量 1/3 来自头部，头热容易导致心烦头晕而神昏，就是中医所说的上火，所以，一定要保证孩子头部散热良好。中医认为，头顶的百会穴是人体的阳气汇聚之所，即诸阳之会，所以头部喜凉恶热。然而，头凉并不意味着任何时候都不戴帽子，在寒冷的冬季，孩子出门时一定要戴帽子御寒。

心胸凉

中医认为，心属火，如果热邪侵体，再穿得过厚，内外俱热，轻则会让孩子口干舌燥、面红耳赤，重则高热甚至惊厥。所以，孩子的衣着不要过于厚重，衣领不宜太高，不能捂得太紧，否则会压迫胸部，影响正常呼吸与心肺功能。

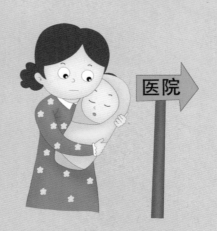

养小儿不宜"捂"得太厉害，尤其是头部更不宜过度保暖

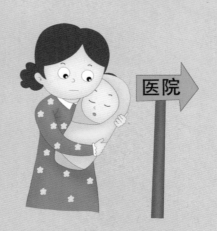医院

简简单单的食材，
促进孩子长高

小米——常吃胃口好，孩子长得高

小米，又名粟米，是我国古代的五谷之一。小米营养价值很高，被营养专家誉为"保健米"。常吃小米，可以强健孩子脾胃，增强体质，促进孩子长个儿。

● 优质小米选购窍门

新小米颜色微黄、色泽鲜艳，有一股小米的正常香气，而陈小米则色泽比较暗。

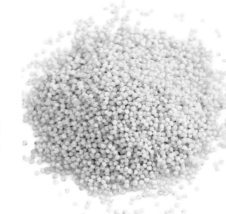

● 这样吃，促长高效果好

小米等谷类中缺乏赖氨酸，而豆类赖氨酸含量较高，二者搭配可实现氨基酸互补，提高营养价值。

● 推荐营养搭配

小米 + 鸡肝	健脾养胃，帮助消化，促长个儿

● 让孩子更爱吃的做法

鸡肝小米粥

材料 鸡肝、小米各 50 克。

调料 葱末少许。

做法

① 鸡肝洗净，切碎；小米淘洗干净。

② 锅中放水煮沸，加小米熬煮。

③ 粥煮熟后加鸡肝碎，继续煮熟，撒上葱末即可。

性味归经
性凉，味甘、咸；归脾、胃、肾经

营养成分
B 族维生素、铁

食用年龄
6 个月以上

推荐食用量
每日 20~30 克

哪些孩子不宜吃
气滞、小便清长的孩子

胡萝卜——帮助消化促长个儿

胡萝卜营养价值很丰富，被称为"小人参"。胡萝卜含丰富的胡萝卜素，胡萝卜素是维持人体健康不可缺少的营养物质。孩子经常吃胡萝卜能够强健脾胃、帮助消化、提高免疫力，有利于生长发育。

• 优质胡萝卜选购窍门

橙红色，色泽鲜嫩，根茎粗大，匀称顺直，表面光滑，不开裂，无伤烂者为佳。新鲜胡萝卜的叶子呈淡绿色。

• 这样吃，促长高效果好

胡萝卜含有的胡萝卜素是脂溶性物质，只会溶解在油脂中，因此，胡萝卜与肉同炖更有助于营养物质的吸收利用。

• 推荐营养搭配

胡萝卜 + 小米	健脾和胃，促进消化
胡萝卜 + 香菇	补中益气，滋养脾肾

• 让孩子更爱吃的做法

性味归经
性平，味甘；归脾、肺、肝经

营养成分
胡萝卜素、维生素C

食用年龄
6个月以上

推荐食用量
每日50~100克

哪些孩子不宜吃
黄疸、皮肤黄染的孩子

胡萝卜小米粥

材料 小米50克，胡萝卜60克。

做法

1. 将小米淘净；胡萝卜洗净，去掉外皮，切成小片。
2. 小米和胡萝卜片一起放入汤锅，添足水，水开后转小火，煮至粥软熟烂即可。

功效 促进消化，健脾。

山药——健脾固肾

山药既可作主粮，又可作蔬菜。据古籍记载，多食山药有"聪耳明目""不饥延年"的功效，对人体健康很有益。经常给孩子吃山药，有健脾固肾的功效，能够促进孩子长个儿。

● 优质山药选购窍门

1. 鲜山药含淀粉较多，挑选时要用手掂一掂重量，大小相同的山药，较重的更好。同时注意观察山药的表面，不要有明显的瘢痕。要着重看山药的断面，肉质呈雪白色说明是新鲜的，若呈黄色甚至有黑点，就不是新鲜山药。

2. 干山药一定要去正规中药店购买，品质比较有保障。

● 这样吃，促长高效果好

山药和小米搭配煮粥，可以健脾益肾，帮助消化，促进长高。山药和红枣搭配煮粥、炖汤，滋阴健脾效果好。

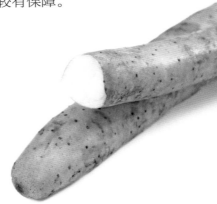

● 推荐营养搭配

山药 + 蓝莓	健脾益肾，开胃促食
山药 + 红枣	健脾益胃，滋阴养血

● 让孩子更爱吃的做法

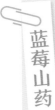

蓝莓山药

材料 蓝莓酱 10 克，山药 150 克。
做法
❶ 山药洗净去皮，切成长短一致的条。
❷ 山药条放锅中，大火蒸熟，取出冷却后装盘。
❸ 蓝莓酱略加水稀释，淋在山药条上即可食用。

性味归经
性平，味甘；归脾、肺、肾经

营养成分
膳食纤维、淀粉酶

食用年龄
6 个月以上

推荐食用量
每日 50～100 克

哪些孩子不宜吃
身体燥热的孩子

牛肉——补脾胃，促吸收

牛肉是含锌量较高的畜肉类食物，且孩子生长需要的其他营养素含量也较丰富。牛肉味道鲜美，可以强壮孩子骨骼、滋养孩子脾胃，促进孩子健康成长。

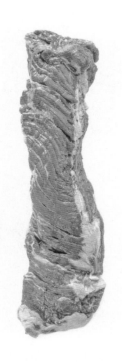

• 优质牛肉选购窍门

新鲜牛肉有光泽，色红均匀，脂肪洁白或淡黄，外表微微发干或有风干膜，不黏手，弹性好。

• 这样吃，促长高效果好

烹调牛肉时放一些山楂或橘皮，这样牛肉容易软烂，更有利于孩子消化吸收。

• 推荐营养搭配

牛肉 + 洋葱	健脾益胃，提高机体抗病能力

• 让孩子更爱吃的做法

性味归经
性温，味甘；归脾、胃经
营养成分
铁、锌、蛋白质、维生素 B_6
食用年龄
7 个月以上
推荐食用量
每日 20~50 克
哪些孩子不宜吃
体内有实热者

洋葱炒牛肉

材料 洋葱丝 150 克，嫩牛肉 60 克，鸡蛋清 1 个。

调料 姜丝、蒜末、葱花、盐、水淀粉各适量。

做法

❶ 嫩牛肉洗净，切片，加入鸡蛋清和水淀粉拌匀上浆，冷藏 1 小时备用。

❷ 锅中倒油，烧至六成热时放入上浆的牛肉片，煸炒至熟，盛出。

❸ 锅留底油烧热，爆香姜丝、蒜末、葱花，倒入洋葱丝，放入牛肉片，加入盐，炒匀即可。

李爱科谈孩子个子高、颜值高、视力好

这几种黑色食物，是促进孩子长个儿的圣物

中医认为"五色入五脏"，不同颜色的食物，分别滋养孩子不同的脏器：白色食物润肺，黄色食物健脾，绿色食物养肝，红色食物养心，黑色食物补肾。孩子补肾促长个儿，就要适当多吃黑色食物。

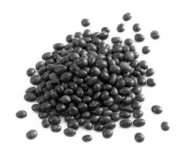

黑豆：滋阴补肾，止盗汗

明代著名医学家李时珍认为，"服食黑豆，令人长肌肤，益颜色，填筋骨，加力气"。黑豆能滋阴补肾，对于孩子因肾虚引起的盗汗（夜晚睡眠时大量出汗）有很好的调理作用。

让孩子更爱吃的做法：黑豆和牛奶一起打汁饮用。

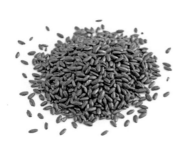

黑米：健脾益肾，促进生长发育

黑米有开胃益中、健脾益肾、养肝明目的功效。孩子适当吃一些黑米，有助于改善食欲、帮助消化、促进生长发育；常吃黑米对养护视力也有帮助，可以预防孩子近视等问题。

让孩子更爱吃的做法：黑米搭配红枣煮粥，是适合孩子食用的营养膳食。在煮粥前，先将黑米在水中浸泡一会儿，这样煮粥时，黑米更容易软糯，易消化。

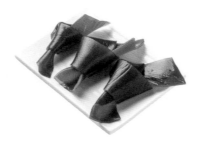

海带：促进孩子智力发育

海带富含碘、钙、磷等孩子必需的营养素，对孩子的生长发育很有益处，有利于孩子骨骼和牙齿的发育。

让孩子更爱吃的做法：用海带、冬瓜、薏米一起做汤，可强健脾胃、清热利湿。取海带 30 克，冬瓜100 克，薏米 10 克，一同煮汤即可。

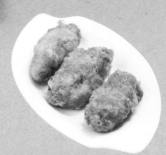

中医育儿经验分享

有碍孩子长个儿的食物清单

油炸食品
油炸食品热量高，但营养密度低，孩子长期食用会导致肥胖，影响生长发育。

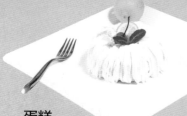

蛋糕
蛋糕是高热量、高脂食品，孩子长期食用会导致肥胖，影响长个儿。

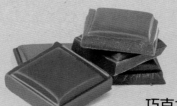

巧克力
巧克力食用过多会使中枢神经处于异常兴奋状态，表现为焦虑不安、心跳加快，还会影响食欲。

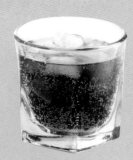

碳酸饮料
碳酸饮料摄入过量不但会影响体内钙的吸收，还可能影响中枢神经系统，不宜多喝。

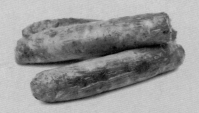

加工肉制品
火腿、香肠等加工肉制品不仅失去了肉类的新鲜，还加入了亚硝酸盐等添加剂，这些添加剂会降低细胞活力，影响孩子健康发育。

粉丝
常吃粉丝会发生铝中毒，导致孩子行为异常、智力下降、免疫力下降、反应迟钝、骨骼生长受阻等。

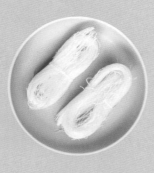

李爱科谈孩子个子高、颜值高、视力好

56

想让孩子长得高，
这些运动不可少

年龄不同，运动方式也不同

要想孩子长得高，运动必不可少。从小开始，父母就要培养孩子的运动能力，使其养成经常锻炼的好习惯。

● 运动能加速骨骼生长

孩子在运动过程中，由于血液循环加速，使正处于发育阶段的骨组织的血液供应得到改善，促进骨生长；同时，运动时肌肉收缩牵拉骨骼会使骨承受一定的压力和张力，对骨和骺软骨（生长板）的生长起到积极的刺激作用，促进生长板的增生，加速骨的生长。

年龄	运动方式
1岁内	父母可以给孩子做婴儿操、按摩抚触等被动运动；还可让孩子趴在地毯上，做抬头、翻身、爬行、按音乐节拍跳跃等运动，玩拉起躺下、弯腰拾物、滚球、爬着追球等游戏
1~2岁	可让孩子进行走、跑、跳跃、上下台阶、扔球和投沙包等运动，玩一玩捡树叶、踢球、拼搭等游戏
2~3岁	可做跑、跳、攀登、上下楼梯等运动，玩玩夹球跳、立定跳远、接抛球、踩影子等游戏
3~6岁	把运动与游戏结合起来，增加孩子的运动兴趣，促进其运动协调性。可玩独木桥、丢手绢、老鹰抓小鸡等游戏
学龄儿童	可进行游泳、慢跑、快走、滑冰、骑车、各种球类等运动。这类运动最好每周3~5次，每次20~30分钟，每天不超过2小时，可分2~3次进行

什么时间做运动最有利于长个儿

运动也有自己的"时间表"，如果能够选择最佳的时间段，会起到事半功倍的效果。

● 根据生物钟安排运动

人体受生物钟控制，按生物钟规律来安排运动时间，对健康更有利。

上午	下午	黄昏
9：00~10：00 人体体温较低，关节和肌肉最为僵硬，应做一些强度较小、需要耐力的运动	**14：00~16：00** 肌肉承受能力较其他时间高，是强化体能的好时机	**17：00~18：00** 人体运动能力达到高峰

睡前 2~3 小时运动强度不宜过大，否则神经系统过度兴奋反而会影响睡眠。

● 早上运动先喝水

早晨人体血液黏度较高，因此早上运动前最好喝一杯温水，以稀释血液，降低血液黏度。早晨锻炼 40 分钟左右即可。

● 最佳运动时间是傍晚

人体新陈代谢率在 16：00~17：00 会达到高峰，身体的柔韧性、灵活性也达到最佳状态；心脏跳动和血压的调节在 17：00~18：00 最平衡，而身体嗅觉、触觉、视觉等也在 17：00~19：00 最敏感。因此，综合来看，傍晚运动效果比较好。

但是不要认为生物钟能决定一切，最佳运动时间还得取决于孩子是否能够按时进行、持续进行。所以把运动时间安排在不影响正常课业的时间段是聪明做法。

抚触按摩助婴儿成长

抚触，是妈妈送给宝宝的一件珍贵礼物。婴儿抚触好处很多，不仅可以促进生长发育，而且能够增强机体免疫力、改善脾胃功能、促进新陈代谢等。

● 抚触前的准备

1 取下戒指、手镯、手表等容易划伤宝宝的饰品，剪短指甲，用温水洗净双手。

2 抚触前，可以为宝宝涂抹按摩油，如橄榄油、婴儿油等，在保护并滋润宝宝娇嫩皮肤的同时，宝宝也可以更舒适地享受抚触。

3 选择合适的音乐。在做抚触的过程中播放节奏舒缓、曲调优美的古典音乐，既可营造舒适温馨的氛围，又可通过音乐来激发宝宝的音乐欣赏能力、创造性、认知能力和语言能力。

● 抚触时间和环境

抚触最好选择在两次喂奶间隙，或晚上宝宝洗澡后。将宝宝衣物脱掉，在身下铺上柔软的毛巾被，使用婴儿油或乳液，对宝宝进行按摩，记住要保持按摩手掌的温热。室内温度最好在 24～26℃，光线柔和，通风状况良好，尽量保证抚触期间不要有人走来走去打扰。

● 抚触由轻到重

最开始抚触时，动作要轻柔，特别是按摩宝宝眼睛周围时，以免引起宝宝的反感。抚触是通过刺激宝宝皮肤中的神经元，增强宝宝的心理安全感和舒适感。随着宝宝月龄的增加，逐渐适应了抚触，可以慢慢加大力度，以宝宝舒适不反抗为度。

• 婴儿抚触的步骤

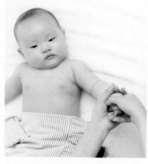 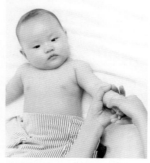 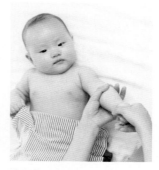

❶ 右手握住宝宝的小手，固定。左手拇指与其余四指握成环状，松松地套在宝宝的手臂上。

❷ 从宝宝的腕关节开始圈绕，揉按至宝宝的肩关节。揉按时，以腕关节用力。

❸ 再从肩关节回到宝宝的腕关节。

下肢抚触——双腿上举运动

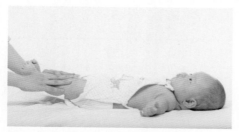 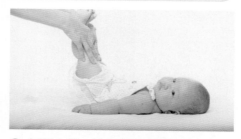

❶ 双手四指紧贴在宝宝的膝关节，两拇指按在宝宝的腓肠肌上，使宝宝的双腿伸直。

❷ 缓缓上举，使宝宝的双腿与身体呈90度角。

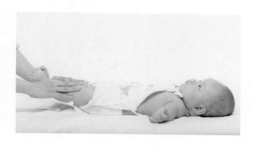

❸ 慢慢还原，重复操作。

幼儿快乐成长运动法：和家人一起动起来

幼儿跟家人一起做运动，这样家长既可以向孩子传递亲情，让孩子感到幸福和快乐，还能让孩子坚持运动，健康成长。

● 伸懒腰

人的身高在早晨和晚上会出现 1 厘米的差异。充分伸展身体，放松肌肉，能让身体变高。伸懒腰很容易学，而且是放松全身肌肉的好方法。

早上醒来后不要让孩子马上起床，在躺着的状态下充分伸展四肢，能帮助孩子长高。

● 做体操

孩子集中注意力的时间一般都比较短，再好的运动方法也不能持续多久。孩子一般都喜欢在外面玩耍，利用孩子的这种心理，可以跟孩子一起做体操，这样又好玩还达到了运动的目的。体操动作要求舒缓、轻柔，以伸展肢体为主，广播体操就是不错的选择。切忌做快速、猛烈的跳跃运动等。

● 散步

每天吃完晚饭后，跟家人一起散步非常有利于成长。让孩子一个人散步，他们可能不太愿意，如果跟家人一边聊天一边散步，会更容易坚持。

每天坚持散步 30 分钟以上，不仅能促进生长、强健体魄，还能减少体内脂肪堆积，预防肥胖。

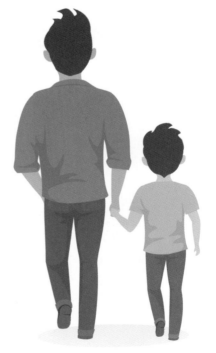

青春期的长高锻炼法

处于青春期的孩子运动锻炼必不可少。这里给大家提供一些适合青春期儿童身高增长的锻炼方法。

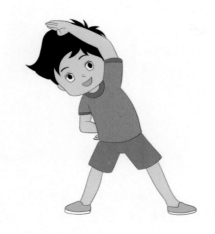

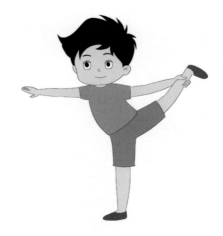

① **前奏曲**
先慢跑5~7分钟，待身体发热后，做做柔韧性练习和放松练习，如扩胸、扭腰、上下肢摆动。

② **徒手健美操**
金鸡独立，双臂平展，一手抓住同侧小腿，持续站立3~5分钟，换另一侧练习。重复2次。

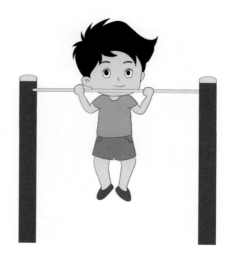

③ **引体向上**
引体向上12次，如力量足够，可在脚部悬挂重物。

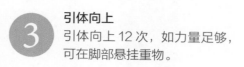

悬垂摆动

④ 利用单杠，高度以身体悬垂在杠上，脚趾刚能离开地面为宜。两手握杠，间距稍大于肩宽，两脚并拢，随即身体前后摆动，幅度不要过大，时间不宜过久。练习最好安排在早晨，身体尽量松弛下垂，保持20秒。

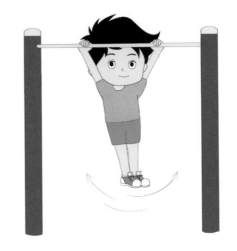

跳起摸高

⑤ 跳起时用双手去摸预先设置的物体，可以是路边树枝、篮球筐或天花板。双脚跳跃，做30次。休息片刻，左右脚分别单脚跳跃，方法同上。

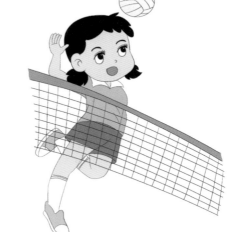

球类活动

⑥ 打篮球时积极争抢篮板球，跳起断球；打排球时尽量跳起，多做扣杀和拦网动作；踢足球时多练跳起前额击球动作。

 跳跃性练习
可做行进间的单足跳、蛙跳、三级跳、多级跳和原地纵跳等。

 爬楼梯
每次爬6层，重复2次。注意每次跨步时要踏过2~3个台阶。

长高锻炼是一种有目的的训练，必须遵循循序渐进和持之以恒的原则，最好每天训练，早晨和黄昏各1次，睡前不宜训练。

不起眼的弹跳和伸展运动，竟是长高好帮手

弹跳运动对骨骼、肌肉、肺及血液循环系统都是一种很好的锻炼，此外，弹跳运动对人体免疫系统也有益。

• 孩子多弹跳长得更高

跳绳、跳皮筋、蛙跳、跳起摸高等弹跳运动可使下肢受到节律性的压力，充足的血液供给有助于加速骨骼生长。弹跳运动以每天 1 ~ 3 次，每次 5 ~ 10 分钟为宜。

如何对孩子进行弹跳训练呢？需要结合孩子的年龄与运动能力的发育情况来定。

1 10 个月左右的婴儿，会站立了，父母用手托住孩子两侧腋窝，扶孩子站立起来，此时孩子就会借力频频跳跃，父母可因势利导，帮助孩子弹跳。

2 孩子到 1 岁半后，会自然行走了，父母可拿一个厚度 10 ~ 20 厘米的垫子，放在床上或地板上，引导孩子站在垫子上往下跳。

3 2 岁后的孩子运动能力明显增强，父母引导孩子学动物跳，如兔跳、猫跳等。父母先做示范双脚跳动，引导孩子模仿；或父母拉着孩子的手，让孩子借力向上跳。

4 3 岁后，孩子完全可以独立进行各种弹跳运动了，花样也多起来，除了跳绳、舞蹈外，还有踢毽子、跳皮筋等。父母可根据孩子的爱好，鼓励其选择一种或几种交替练习，每次 10 分钟就够了。

• 多做伸展运动也助长高

伸展运动有助于全身淋巴循环及关节的放松，是很好的身体保健运动。伸展运动不像器械训练容易受伤，可以增强身体的柔韧性，放松肌肉，提高身体的协调性，降低运动伤害及疲劳。

• 适合孩子的伸展运动

① 从3个月开始，父母可以帮助孩子做一些伸展运动。基本做法是：让孩子平躺在床上（如果气温适宜，可以不穿衣服进行），父母坐在孩子脚边；然后握着孩子的双手或者双脚，带领孩子做手臂的伸展或者双脚的上举运动；此时，还可以给孩子进行适当按摩，有助于孩子良好体格和开朗性格的形成。

② 随着孩子不断长大至1岁左右，运动形式可以适当改变。例如，压住孩子的双脚，帮孩子练习自己坐起，这种运动类似仰卧起坐，但是强度不大。如果孩子还不能自己坐起，父母可以在旁边慢慢拉起他或者推起他，但是运动量不宜过大，一天2~3次就可以了。

③ 1岁半以后，可以教孩子做一些基本的成人伸展运动，独立完成的有抱头蹲起、前后弯腰、踢腿、压腿等动作。

④ 相较3岁前，学龄前孩子的身体发育速度相对减慢。这个阶段孩子的骨骼硬度小，但是弹性非常大，可塑性强，因此舞蹈、体操等项目从这个阶段就可以开始引入了。

⑤ 学龄期的孩子可以训练摸墙。面朝墙，双脚踮起，双手贴墙尽量往高处摸。每天晨起时、晚睡前各摸30秒，只要有高度的突破，就再画一条线。每天如此练习，孩子就会发现自己真的长高了。

让孩子个子高、身材好的运动有哪些

平时压压腿，只要方法正确，有助于长个儿。那怎样做才是正确的压腿方法呢？就是通过对脚后的跟腱、膝关节的髌骨等部位进行拉伸来舒展筋骨。

● **压腿的方法**

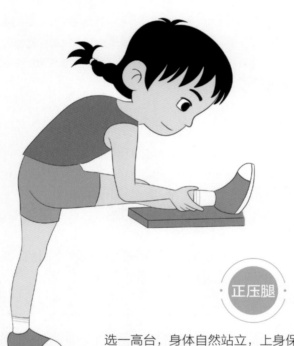

正压腿

选一高台，身体自然站立，上身保持正直，下肢尽量放松。让重心落在左脚（左脚不要往外撇），慢慢抬起右脚，放在高台上，上身依然保持正直，并同时向前挺胸收腹，全身放松。然后，上身向前，慢慢弯腰，同时慢慢下压右腿，头尽量向小腿靠。弯腰时，利用腰下压的惯性，进一步拉伸腿部韧带、肌肉。左右腿交替练习。

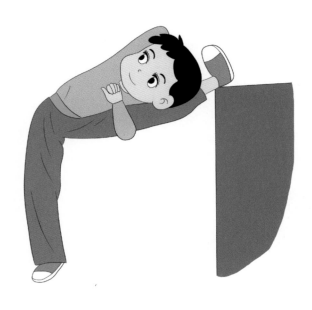

侧压腿和正压腿动作类似，主要拉伸大腿内侧韧带和肌肉。

与高台侧向而立，支撑腿脚尖和面部朝同一方向；非支撑腿搭放在高台上，将腿内侧向下。做动作时，侧身下压，尽量向非支撑腿方向靠拢。

● 注意事项

身体平衡：无论何种压腿姿势，都应该保持重心稳定，避免摇晃失重而跌倒。

支撑腿脚尖不要外撇：脚尖应该向前，外撇会影响韧带和肌肉的牵拉效果。

下压速度要慢：搁脚压腿的动作要轻柔、舒缓，否则容易造成肌肉拉伤或韧带撕裂。

时间不宜过长：正确的方法应该是"少量多次"，每组每条腿压15~20次，时间不超过10分钟，一天可多做几次。

要做热身：肌肉在身体温度较高的状态下才不会僵硬，压起来才不容易受伤。压腿前先做热身，不妨慢跑或快走几分钟，这样能有效防止拉伤。

另外，这些运动要在男孩 12 岁、女孩 11 岁前做，过了这个年龄，效果就没那么明显了。一般来说，5~6 岁的孩子不用刻意去压腿，多踢踢腿就行，7~8 岁可以开始练习压腿。

增高体操，让孩子稳步长高

增高体操归纳起来有 10 个字：热身、行走、跑步、伸拉、跳跃。

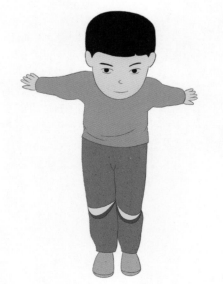

身体保持正直，然后上身前倾，双臂伸直用力向后上方挥动。

大幅度摆臂，有力地向前走。

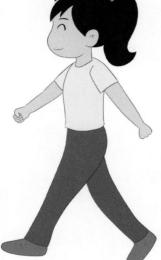

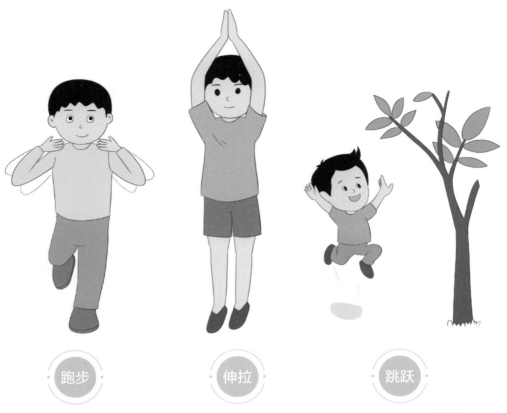

跑步

先小步跑，同时双手放在肩上，双臂屈肘向前转动；然后匀速跑步 25 ~ 50 米（尽量让身体保持平衡）。重复 4 ~ 6 次，两次之间稍作休息。

伸拉

踮起脚后跟，双臂伸直向上伸拉，然后向各方向伸拉。重复 6 ~ 8 次，中间稍作休息。

跳跃

向上跳，同时用手摸树枝、篮球架、天花板等。争取每次跳得比上一次高，或力求达到某一规定高度。每组 3 ~ 4 次，每组间隔 4 ~ 5 分钟。要尽量使身体处于最大限度的伸展状态。

• **注意事项**

　　循序渐进。可先选择部分动作练习，一段时间后再进行全套练习。从一开始就要注意按照要求做动作，不可随心所欲。每做完一组动作，要稍作休息，让呼吸平稳、肢体充分放松。

　　做完全套操后，平躺在地板上，绷紧背部和臀部肌肉，腰略挺。每周做操不少于 3 次，每次 30 ~ 45 分钟。持之以恒，才会有效果。

这四类运动，孩子不宜过早参加

处于生长发育旺盛时期的孩子，身体器官、组织尚未发育成熟，有其特殊的解剖生理特点，并非所有的运动都适合孩子。

长时间的耐力运动

6岁前不适合长跑、爬山等一次性路程超过2000米的运动；6~12岁不适合2小时以上的徒步走。因为孩子呼吸系统、循环系统、肌肉系统的能量代谢水平低，供氧能力跟不上此类运动的消耗。

6岁以下儿童
不宜长时间玩滑板车

孩子身体正处于发育的关键时期，如果长时间玩滑板车，会出现腿部肌肉过于发达，影响身体的全面发展，甚至影响身高增长。此外，玩滑板车时腰部、膝盖、脚踝需要用力支撑身体，这些部位非常容易受伤。

不宜进行负重锻炼

根据人类正常的生理发育顺序，孩子生长发育时都是先长身高，后长体重，而且在一定时期内，他们的肌肉力量弱，易于疲劳。也就是说，身体发育以骨骼生长为主，还没有进入肌肉生长的高峰期。如果这个时候让孩子过早进行负重锻炼，一是会让孩子局部肌肉过分强壮，影响身体匀称发育；二是会使局部肌肉僵硬，失去正常弹性。

所以，不要急于让孩子做举重、重量级的哑铃训练等力量练习。

不宜掰手腕比手劲

孩子四肢关节的关节囊比较松弛，牢固性较差，加之骨骼还没有完全骨化，易在外界各种不良因素的影响下发生肢体变形。如较长时间用一臂练习掰手腕，可能造成两侧肢体发育不均衡，甚至使脊柱发生侧凸。

3 分钟简单推拿，
助力孩子长高

要想孩子长高个儿，不能忽视这里的保养

中医将脐下 3 寸的关元穴称为"丹田"，它和人体生命活动的关系非常密切。对于孩子来说，保养好下丹田，有利于养护元气，促进长个儿。

● 孩子能不能长高，丹田元气的盛衰很重要

丹田位于人体中心，是任脉、督脉、冲脉这三脉经气运行的起点，十二经脉也都是直接或间接通过丹田而输入本经，再转入本脏。

丹田是真气升降、开合的基地，也是男子藏精、女子养胎的地方，对孩子来说至关重要。丹田元气充实旺盛，就可以调动内在的潜力，促进长个儿。

● 按揉丹田，强肾固本
促长高

〔**取穴**〕位于脐下 3 寸处。

〔**方法**〕把两手搓热，然后在腹部丹田处按揉 30 ~ 50 次。

〔**功效**〕强肾固本，提高抵抗力。

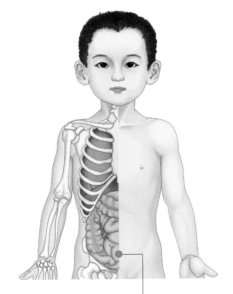

丹田（即关元）
脐下 3 寸的关元，是养精之所

手部两个补肾穴，让孩子长高个儿又强壮

有些孩子个头儿总比同龄孩子矮，也没有同龄孩子结实，这主要是肾功能发育不健全引起的。中医认为"肾主骨"，即肾充养骨骼。孩子肾功能发育完善，骨骼就会健壮结实。

如果孩子肾精充足，骨质就会得到很好的滋养，骨骼发育就会良好，个头儿就长得高；如果肾精不足，骨骼就得不到很好的滋养，就会影响长个儿。

孩子肾功能失常，就会表现为骨骼发育不良或生长迟缓、骨软无力等。所以，孩子要想长高个儿，就得补肾。

• 孩子补肾壮骨，时常按揉手部两个补肾穴

对于一些因肾功能失常导致骨骼发育不良的孩子，平时可多帮孩子推拿手部两个穴位：肾顶、肾纹。长期坚持，可以使孩子更聪明、更强壮。

掐肾顶：拇指和食指并拢，掐按孩子左手小指的肾顶 3~5 次。

揉肾纹：用拇指按揉孩子左手小指的肾纹 150~200 次即可。

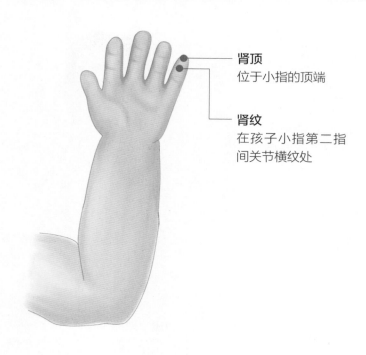

肾顶
位于小指的顶端

肾纹
在孩子小指第二指
间关节横纹处

孩子增高，按摩这两处很关键

想要充分发挥孩子身高增长的潜力，首先要保证均衡的饮食和充足的睡眠，以及让孩子科学地锻炼身体。在此基础上，配合一些有利于孩子长高的按摩，效果加倍。

扫一扫，看视频

李爱科 医案

固好肾，孩子长得高又壮

有一次，一位妈妈带着 5 岁的孩子来找我。她说，孩子比同龄人矮，还时常手脚冰凉。问我有什么好的方法给孩子调理身体。

我告诉孩子妈妈两个手法：按揉涌泉穴 100 次，按揉命门穴 100 次。平时坚持给孩子做调理，可以增高、强身健体。

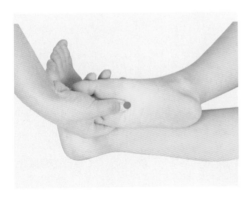

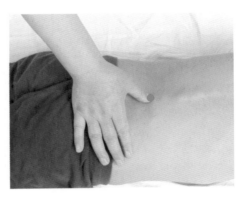

按揉涌泉

〔**取穴**〕足掌前 1/3 与后 2/3 交界处。

〔**方法**〕用拇指指腹按揉孩子涌泉穴 50～100 次。

〔**功效**〕补肾壮骨。

按揉命门

〔**取穴**〕第二腰椎棘突下方凹陷中即是命门穴，位于后正中线上。

〔**方法**〕孩子取俯卧位，用拇指在孩子命门穴上按揉 50～100 次。

〔**功效**〕补肾壮骨，利于长高。

清胃经、揉胃俞，让孩子身体更结实

脾和胃都是消化器官，中医认为，脾胃同为"气血生化之源"，是"后天之本"。脾胃虚弱会导致孩子对食物消化、吸收、利用的能力下降，造成营养不良、体质虚弱、免疫力下降等，从而引发各种疾病，因此给孩子调理脾胃是强身健体的基础。

扫一扫，看视频

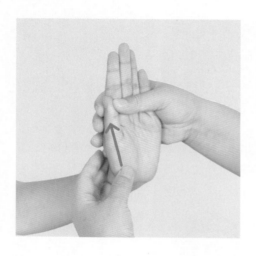

清胃经

〔**取穴**〕拇指第一掌骨桡侧缘处。

〔**方法**〕用拇指指腹从孩子大鱼际外侧缘掌根处直推向拇指指根 50~100 次。

〔**功效**〕清胃经有清中焦湿热的作用，可以和胃降逆，疏泄胃火，调理孩子脾胃不和。

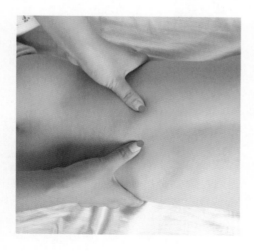

揉胃俞

〔**取穴**〕位于背部，当第 12 胸椎棘突下，旁开 1.5 寸。

〔**方法**〕孩子取俯卧位，用拇指在孩子胃俞穴上按揉50~100 次。

〔**功效**〕按揉胃俞能够健脾和胃、促进食物消化。

百虫，缓解生长痛的特效药

孩子在生长发育时期，可能发生间歇性下肢疼痛，这是一种正常的生理现象，叫生长痛，多见于 4~12 岁的儿童。孩子的膝部有个穴位——百虫穴。在这个穴位上做推拿，能够帮助下肢部位通经活血，缓解生长痛。

扫一扫，看视频

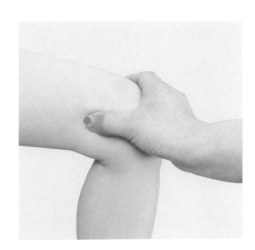

拿百虫

〔**取穴**〕髌骨内上缘 2.5 寸。

〔**方法**〕以拇指指腹与食中二指相对稍用力拿捏孩子百虫穴 50~100 次。

〔**功效**〕拿百虫可以疏经通络，促进下肢血液循环，缓解儿童生长痛。

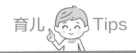
育儿 Tips

孩子常发生夜间下肢肌肉疼痛，属于生长痛吗

生长痛多发生在大腿、膝关节、小腿及腹股沟部，常间歇性发作，发作时持续时间多在 10~60 分钟。生长痛大多是因为孩子活动量较大，长骨生长较快，与局部肌肉和筋腱的生长发育不协调而导致的生理性疼痛。常表现为下肢肌肉疼痛，而且多发生在夜间。白天由于孩子的活动量较大，即使感到不舒服，也可能因为专注其他事物而不易察觉。夜晚孩子的身心得到放松，对疼痛会更敏感。

个子矮小，
怎么补救才有效

孩子身材矮小，是否一定要用生长激素

• 确定孩子是真的矮吗

首先必须确定一点：孩子是真的矮吗？一般来说，低于儿童身高标准表中（见 39 页）第三百分位，才叫矮小。即使孩子身高低于第三百分位，也要进一步检查到底是什么原因导致的。

一般来说，低于第三百分位的孩子里，只有三分之一属于病理性矮小，需要治疗，其他其实并不用那么着急治疗。重点是进行科学诊断，合理干预，而不是一开始就注射生长激素。

• 盲目注射生长激素不可取

有些缺乏经验的医生，在还没搞清楚孩子矮小的原因时，就给孩子注射生长激素，结果很可能会出问题。比如有的孩子，注射生长激素一段时间，眼睛就看不见了，因为原本他的下丘脑就长了一个肿瘤，一旦注射了生长激素，相当于火上浇油，会不断激发肿瘤长大，最终造成严重的不良后果。

所以，我并不主张先给孩子注射生长激素。孩子不是个子矮就一定要注射生长激素，而是要明确诊断，看看是否必须注射生长激素。同时，要督促孩子养成健康的生活习惯，才能让孩子正常生长。

• 哪些孩子适合用生长激素

如果明确诊断为生长激素缺乏性的矮小，而且没有查出其他特殊疾病，就可以考虑用生长激素进行治疗。注射生长激素一般要在 5 岁之后，建议尽量早诊断、早治疗。我在门诊经常遇到有些孩子拍骨龄 X 片后发现，孩子的骨骺已经闭合了，这个时候再用生长激素就没有意义了。

随着骨龄的增长，孩子的体重也在增加，而我们在用生长激素前必须根据体重来估算剂量。体重越大，生长激素的用量也越大，那么成本也越高。所以只有做到早诊断、早治疗，才能在最佳机遇期，用最少的投入，达到理想身高。

<table>
<tr><td>生长激素适用人群</td><td>须知</td></tr>
<tr><td>垂体性矮小患者。</td><td>① 骨骺闭合后，生长激素无效。
② 骨龄越大，生长激素用量越大。</td></tr>
</table>

● 哪些孩子不适合用生长激素

门诊中，经常碰到许多焦虑的父母，他们一进诊室门就让我给孩子注射生长激素。实际上经过检查，孩子只是体质性发育延迟，也就是说父母可能发育偏晚，孩子发育也偏晚。这种情况就不宜用生长激素。

李爱科 医案

体质性发育延迟的孩子，不必注射生长激素

有一次，一位妈妈带着一个小女孩来到我的诊室。女孩 8 岁，比较矮，还不到 130 厘米，而其他同龄孩子都超过 135 厘米了，她的妈妈就十分着急。但通过分析她的身高监测数据，我发现其生长速度其实很正常，一年长高 5 厘米。之后通过拍骨龄片子，发现她的骨龄只有 6 岁，也就是说骨龄比实际年龄小。

通过分析，我告诉孩子的妈妈不用担心孩子的身高，因为这样的孩子只是发育期比其他孩子迟一些，但生长速度是正常的，将来能长到正常的个头儿。这种情况，我并不主张用生长激素，更多的是鼓励孩子养成良好的生活习惯。当然，父母还是要为孩子做好身高监测，密切关注其生长速度。

先天性软骨发育不良的孩子也不适合使用生长激素，这样的孩子因为身体的比例是有问题的，注射生长激素以后，比例也不会改变。

如何正确利用生长激素，有效促进孩子长个儿

一般来说，判断孩子是否需要注射生长激素前，会做一个生长激素兴奋试验，看看孩子是否缺乏生长激素。

生长激素的分泌是一种脉冲式分泌，也就是它的分泌量一会儿高一会儿低，所以一般要做 2 次测试。如果在测试分泌水平时，刚好在谷值，那么很可能就会出现假阳性；如果测试时刚好在峰值，也不利于判断孩子整体的生长激素分泌水平。所以，一般至少要取 2 次结果进行判断。之后，再进行综合评估，才能判断孩子到底需不需要注射生长激素。

● 生长激素应该注射多少

生长激素的使用剂量跟孩子的体重有关。比如说青春期前，每千克体重要求 0.1 个单位；青春期以后，每千克体重要增加到 0.15 个单位。注射规定剂量的生长激素之后，每隔 3 个月要复查一次。复查过程中，如果孩子的身高增长已经达到一年 8 ~ 10 厘米，那就说明达到了理想效果（一般来说，只要达到每年 8 ~ 10 厘米即可）。

● 注射生长激素需要注意什么

家长一定要注意，不能随意停药，不要随意更改剂量。门诊经常会碰到有的孩子打针不到半个月，家长就急匆匆跑过来问，孩子身高怎么长得不够理想。

一般从孩子注射生长激素开始，半个月到一个月时，我们主要观察孩子有无不适，比如有无眼睑浮肿、头痛，转氨酶有无升高，这些需要密切关注。所以，刚开始注射时，最好每个月带孩子复查一次，主要看孩子的适应性。

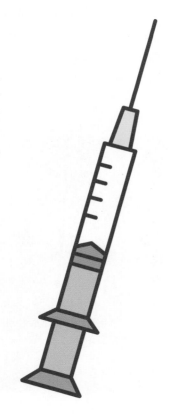

对于疗效，要到 3 个月左右复查，看孩子长高的速度，评估剂量是否合适，是否需要调整。这段时间，不能随便停药，也不能变更剂量。

另外，生长激素呈脉冲式分泌，受性别、年龄和昼夜节律的影响。在孩子夜里睡觉睡得香的时候，生长激素的分泌量明显增加。晚上 10 点至凌晨 1 点，尤其是晚上 10 点前后，生长激素的分泌量达到峰值。在这段时间，孩子睡眠质量越好，生长激素的分泌量越大。

给孩子注射生长激素也是模拟这个时间，一般推荐孩子在晚上 8 ~ 9 点进行睡前准备，睡前 0.5 ~ 1 小时注射生长激素，这样孩子在睡着后，生长激素浓度最高，效果最好。

● 生长激素的注射部位

一般要求在肚脐周围注射，离肚脐大概两指开外，或者在大腿、胳膊的外侧注射。当然，也要注意不能太靠近肚脐，也不能在同一个部位反复注射。如果总是在同一个部位注射，很可能会出现脂肪萎缩性凹陷。为什么会这样呢？原因是生长激素能强化脂肪分解酶的活性，所以注射后这个部位的脂肪就会被激活。

持续注射一段时间，孩子可能会快速蹿个儿，人会变瘦，皮下脂肪减少，所以腹部注射有时会出现腹痛，这时可以选择大腿外侧或胳膊外侧交替注射。

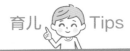

育儿 Tips

给孩子注射生长激素的注意事项

交替选择注射部位；两次注射部位之间间隔 2 ~ 3 厘米；避免产生皮下脂肪硬结，以免影响药物的吸收。

此外，要避免特殊部位，比如注射疼痛比较明显的、有瘀斑的、有感染的、有出血的、有皮下硬结的地方。如果已经出现皮肤凹陷，一定要更换注射部位。

家有壮儿膏，孩子长得高

有一些父母期待子女长高个儿，时常买一些促进增高的保健品。结果孩子的个头儿没见长多少，却经常生病。这就陷入了"拔苗助长"的怪圈。孩子不长个儿，要从根本找原因，补肾是最直接简单的方法。

● 要根据孩子的体质补养

孩子的体质异于成年人，中医有句话是"阳常有余，阴常不足"，说的就是孩子体质的特殊性。所以家长不能给孩子滥补，补多了，孩子吸收不了。

● 自制壮儿膏，孩子长得高

山药性平，味甘，归肺、脾、肾三经。经常吃点山药，有助于健脾润肺补肾；桂圆肉入心脾，具有宁心安神的作用；山楂可以消食、通利肠胃。

将山药、桂圆肉、山楂制成膏剂，既能补肾，又能健脾益肺。

壮儿膏

材料 山药、桂圆各 500 克，新鲜山楂 3~5 个。

调料 冰糖粉少许。

做法

① 山药洗净，去皮；桂圆取肉；山楂洗净，晾干后去子。

② 把山药、桂圆肉、山楂放入榨汁机打成泥，加入冰糖粉，拌匀，入蒸锅隔水蒸 1 小时，即为壮儿膏。

用法 壮儿膏口感像果冻，有点甜，孩子们都喜欢吃。学龄前的孩子每次吃 2 勺，每日 3 次，做一次能吃 1 周。学龄期的孩子可一次多吃些，做一次能吃 5 天。

功效 健脾补肾，强壮骨骼，促进儿童生长发育。

莲子芡实薏米粥，健脾和胃促长高

莲子芡实薏米粥，孩子增高好帮手

有一次，一位妈妈带着 7 岁的孩子来找我。她说，孩子比同龄人矮，还容易感冒，问我有什么好方法给孩子调理身体。我教孩子的妈妈做了一款莲子芡实薏米粥：取莲子、薏米、芡实各 10 克，泡软，和大米 60 克一起煮粥。平时给孩子服用，可以强身健体。

• 莲子、芡实、薏米煮粥，帮助孩子长个儿

中医认为，莲子可补心肾、益精血；芡实有养护脾胃、益肾固精的作用；薏米可健脾益胃、除湿。三种食材一起煮粥，可以补脾益肾、固精祛湿。

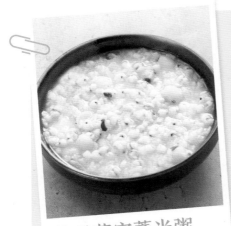

莲子芡实薏米粥

材料 莲子、芡实、薏米各 10 克，大米 60 克。

做法

❶ 将大米、莲子、芡实、薏米洗净，浸泡 2 小时。

❷ 锅内倒入适量水，放入大米、莲子、芡实、薏米，大火烧开，改中小火煮 50 分钟即可。

用法 早晚食用，每周 2~3 次。

功效 健脾益肾，固精。

牛奶花生核桃豆浆，补肾强骨促增长

想让孩子长高个儿，药补不如食补。很多普普通通的食材，都是促进长高的"明星"。平常给孩子吃一些补肾健脑强骨的食材，能够促进孩子骨骼生长、身体发育。

●坚果、牛奶、黄豆搭配，促进生长发育效果佳

花生含有维生素 E 和锌，常吃能够增强大脑记忆，促进儿童智力发育；核桃可以补肾固精、健脑；牛奶含有丰富的钙，可以促进骨骼发育；黄豆富含大豆异黄酮、蛋白质，有助强骨、抗氧化。将花生、牛奶、核桃、黄豆一起打成浆给孩子饮用，促进生长发育的效果更好。

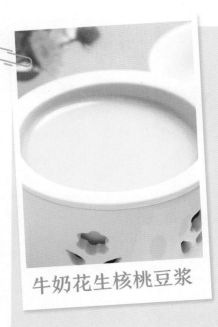

牛奶花生核桃豆浆

材料 牛奶 250 克，黄豆 50 克，花生米、核桃仁各 10 克。

调料 白糖 5 克。

做法

❶ 黄豆洗净后用水泡 4 小时；花生米挑去杂质，洗净。

❷ 把花生米、核桃仁和浸泡好的黄豆一同倒入全自动豆浆机中，加水至上下水位线之间，按下"豆浆"键，煮至豆浆机提示豆浆做好，依个人口味加白糖调味，待豆浆凉至温热，倒入牛奶搅拌均匀后饮用即可。

用法 早晚饮用，每周饮用 2~3 次。

功效 促进骨骼发育，健脑益智。

中医育儿经验分享

中医说的"五迟五软"是怎么回事

"五迟五软"是小儿生长发育障碍的常见病症，也是肾虚的典型症状。五迟是指立迟、行迟、语迟、发迟、齿迟；五软是指头项软、口软、手软、足软、肌肉软。中医认为，五迟五软主要是由于小儿肝肾不足，不能荣养筋骨，筋骨、牙齿生长发育就会变缓。调理五迟五软需补养肝肾，强筋壮骨。

父母巧护理

① 孩子出生后要尽量母乳喂养，及时添加辅食，保证营养需求。
② 多与孩子进行语言交流，以帮助孩子开启心智。
③ 带孩子多进行户外活动，增强锻炼。

特效推拿

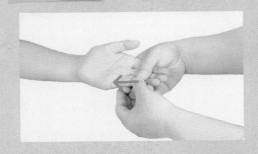

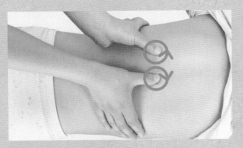

补肾经

〔**取穴**〕小指掌面指尖到指根成一直线。

〔**方法**〕用拇指指腹从孩子小指尖向指根方向直推肾经20～50次。

〔**功效**〕补肾经能补肾益脑、强健骨骼，可促进生长发育。

按揉肝俞

〔**取穴**〕在背部，肩胛骨下角水平连线与脊椎相交椎体处，往下推2个椎体，其下缘旁开二横指处即是肝俞穴。

〔**方法**〕用拇指指腹按揉孩子肝俞穴30～50次。

〔**功效**〕按揉肝俞可补养肝肾、强骨。

如何让小胖墩变得苗条可爱

小胖墩是怎样形成的

现在的小胖墩特别多，据北京市统计，大概每五个孩子里面就有一个小胖墩。小儿肥胖不仅会影响孩子的学习、运动，还可能诱发多种疾病。许多家长认为，孩子吃得多，身体才会好，就拼命给孩子吃自己认为有营养的食物。结果怎么样呢？孩子的身体状况很糟糕。

● 为什么肥胖也是脾虚的表现

脾虚不但可以导致孩子生长迟缓、个子瘦小，还会引发肥胖。这一点，许多家长可能还没有意识到，其实这也是孩子脾虚的一种表现。大家千万不要认为给孩子吃得好，食物丰盛、营养全面，孩子就会吸收得好。

不少成人，整天在外应酬、天天吃山珍海味，身体的营养状态反而差。比如你的脾胃能接受十分的东西，你给它七八分正好，给它二十分，脾胃就会受伤。这就像电脑能同时打开七八个文档，但是同时打开一百个文档就会死机一样。

● 喂养不当也会让孩子变胖

喂养不当，也会让孩子身心出现各种失调，给孩子吃太多高营养的食物，许多是他们不需要的，结果孩子反而会出现脾虚，脾运化无力了，该排出体外的排不出去，该代谢的代谢不掉。而胃里又不断增加东西，营养全部堆积在脾胃里了，这就是痰湿过剩，从而引起小儿肥胖。

家长要学会控制孩子的饮食，让孩子多吃五谷杂粮，适量摄入营养果蔬，少吃肥甘厚腻。有相当比例的孩子，就是被各种洋快餐给吃胖的。

冬瓜鲫鱼汤，除脾湿可减肥

孩子脾失健运，体内水湿运行不畅，就容易变胖。所以，要想减肥，运化体内水湿是第一要务。因此，吃健脾利水的食物，冬瓜鲫鱼汤就是不错的选择。

● 鲫鱼搭配冬瓜，健脾利水促减肥

鲫鱼味道鲜美、肉质细嫩，具有温胃、除湿的功效。鲫鱼对脾胃虚弱、厌食、腹泻等有较好的食疗作用。鲫鱼所含蛋白质为优质蛋白质，容易被人体消化吸收。体形偏胖的孩子，经常吃鲫鱼对减肥有益。另外，鲫鱼还有健脑益智的作用。冬瓜性寒，味甘，有清热解毒、清胃降火的功效。鲫鱼与冬瓜搭配，很适合孩子健脾祛湿，有利于减肥。

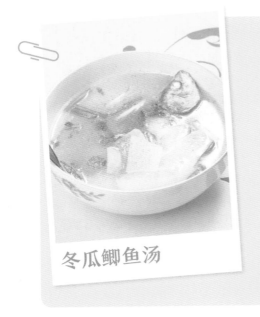

冬瓜鲫鱼汤

材料 鲫鱼1条，冬瓜150克。

调料 盐、葱段、姜片、香菜末各适量。

做法

① 鲫鱼去鳞、鳃和内脏，洗净，控水；冬瓜去皮除子，洗净，切成薄片。

② 油烧热，先下葱段、姜片爆出香味，放入鲫鱼煎至两面微黄时，加3大碗凉水煮沸。

③ 盛入砂锅内，加冬瓜片，小火慢煨约半小时，至鱼汤呈奶白色，放入盐、香菜末即可。

用法 佐餐食用，吃鱼肉、喝鱼汤。

功效 健脾暖胃，除湿减肥。

痰湿性肥胖，经常熬荷叶粥给孩子喝

如果家长发现孩子有变成小胖墩的趋势，这时候就要给孩子往外清一清体内的痰湿。可以给他做一点荷叶粥，荷叶有生津降浊、除痰湿的作用。

帮助小胖墩减肥的食疗方——荷叶粥

有一个小男孩只有 4 岁，却长成了小胖墩，父母十分焦急。我问孩子的父母，平时经常给孩子吃什么。父母说，因为担心孩子营养不足，没少给孩子做大鱼大肉。我对孩子的父母说，给孩子吃得好，孩子不一定能消化，脂肪在体内堆积就会引发肥胖。

我建议用大米、荷叶给孩子熬粥喝，这样可以祛除孩子体内的痰湿，促进减肥。经过一年多时间的调理，孩子的体重明显减轻了。

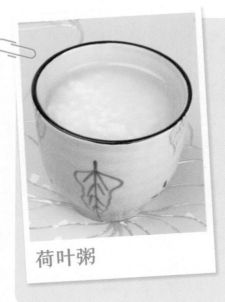

荷叶粥

材料 鲜荷叶 6 克，大米 50 克。

调料 冰糖适量。

做法

❶ 将鲜荷叶洗净煎汤。

❷ 用荷叶汤同大米、冰糖煮粥。

用法 早晚服用，每周 2～3 次。

功效 生津，除痰湿，减肥。

小提示 煮粥的时候还可以放一点炒莱菔子（萝卜子），炒莱菔子能化痰。量不要多，比如 3 克荷叶可以配 1 克莱菔子。

推拿两个穴位，让小胖墩变苗条

为什么现在的孩子有不少是小胖墩，真正身体结实的却很少呢？经常听到小胖墩的家长满腹苦水："孩子胖，可不结实，身体总闹毛病。而且胖也妨碍运动，长大后也不好看。"导致孩子肥胖的原因是多方面的，主要内因是脾胃虚弱。让小胖墩变苗条，关键是增强孩子脾胃功能，平时可以经常推拿这两个穴位。

扫一扫，看视频

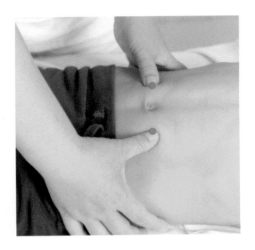

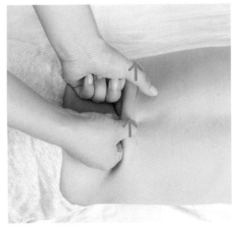

揉天枢

〔**取穴**〕位于脐旁2寸，平脐中，左右各一穴。

〔**方法**〕用拇指或中指指腹揉孩子天枢穴100～200次。

〔**功效**〕调理小儿肥胖、积食不化等问题。

捏脊

〔**取穴**〕后背正中，整个脊柱，从大椎或后发际至尾椎的一条直线。

〔**方法**〕用拇指与食中二指自下而上提捏孩子脊旁1.5寸处。捏脊通常捏3～5遍，每捏三下将背脊皮肤提一下，称为捏三提一法。

〔**功效**〕健脾和胃，减肥健体。

PART
2
让孩子多长高10厘米

孩子出现脊柱侧弯，该怎么补救

孩子脊柱侧弯，常是脾肾不足惹的祸

脊柱侧弯是以脊柱某一段持久地偏离身体中线，使脊柱向侧方凸出形成弧形或"S"形为主要表现的一种疾病。近年来，由于不良生活习惯和不断增大的学习压力，儿童脊柱侧弯的发病率不断升高，应该引起高度重视。

• 脊柱侧弯要考虑脾肾不足

中医认为，孩子体质虚弱、脾肾不足更容易患脊柱侧弯。脾不足，影响生长发育；肾不足，骨骼容易发育不健全。调理脊柱侧弯，以健脾固肾为主要方式。

• 枸杞子、小米煮粥，健脾肾、强筋骨

枸杞子有培补肝肾、强筋骨的功效；小米健脾胃、强肌肉效果好。将枸杞子和小米一起煮粥食用，可以帮助消化，强健筋骨。

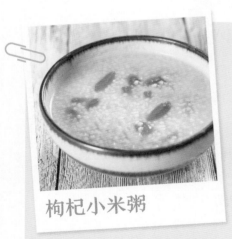

枸杞小米粥

材料 小米 70 克，枸杞子 5 克。

做法

① 小米洗净，加入清水，大火煮开。

② 转小火，加入枸杞子，续煮 15 分钟左右，至粥黏稠即可。

用法 早晨或傍晚服用，每周 3~4 次。

功效 健脾肾，强筋骨，改善脊柱侧弯。

黑芝麻与核桃打汁，常喝预防脊柱侧弯

预防孩子脊柱侧弯，食疗有很好的作用。食疗方面，以健脾固肾为主。中医认为，肾在五行中对应的是黑色，所以用黑色食物补养肾脏是最佳选择。我向大家推荐一款黑芝麻核桃汁，常喝有助于预防脊柱侧弯。

● 黑芝麻、核桃打汁，补脾益肾

黑芝麻补肝肾、益精血；核桃温补肺肾、促进长高。将黑芝麻和核桃一起打汁，具有补气养血、增强体质、预防脊柱侧弯的功能。

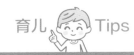

育儿 Tips

哪些生活习惯容易引起脊柱侧弯

过早让孩子学坐，会导致骨骼发育不良，严重时会出现畸形；长时间抱着孩子，也会影响孩子脊柱发育；孩子长期睡软床，脊柱就不能保持平直的状态，随着孩子的成长就会形成侧弯等。

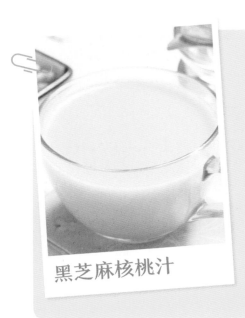

黑芝麻核桃汁

材料　核桃 50 克，黑芝麻 20 克。

调料　冰糖适量。

做法

❶ 核桃去壳取仁，核桃仁浸泡一晚；黑芝麻洗净，充分浸泡。

❷ 把材料放入豆浆机中，加入适量水，按下"豆浆"键，提示做好即可。

❸ 饮用前加少许冰糖。

用法　每天早晨或晚上饮用，每周饮用 3~4 次。

功效　补脾肾，强筋骨，呵护脊柱。

补脾经、补肾经、捏捏脊，改善脊柱侧弯效果好

　　临床上，推拿对于改善孩子脊柱侧弯有很好的效果。平时可以经常给孩子补脾经、补肾经、捏脊，有助于矫正脊柱侧弯。

扫一扫，看视频

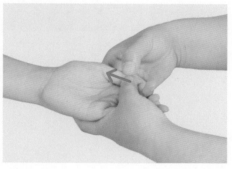

补脾经

〔**取穴**〕拇指桡侧缘指尖到指根成一直线。

〔**方法**〕用拇指指腹从孩子拇指指尖向指根方向直推 300 次。

〔**功效**〕补脾经能健脾益胃，使孩子脾胃强健。

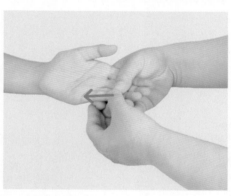

补肾经

〔**取穴**〕小指掌面指尖到指根成一直线。

〔**方法**〕用拇指指腹从孩子小指尖向指根方向直推 300 次。

〔**功效**〕补肾经能补肾，强健骨骼，促进孩子生长发育。

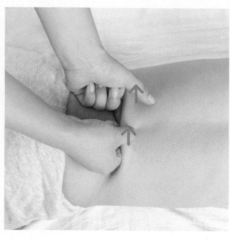

捏脊

〔**取穴**〕后背正中，整个脊柱，从大椎或后发际至尾椎的一条直线。

〔**方法**〕用拇指与食中二指自下而上提捏孩子脊旁 1.5 寸处。捏脊通常捏 3~5 遍，每捏三下将背脊皮肤提一下，称为捏三提一法。

〔**功效**〕强身健体，强健骨骼。

关于孩子长个儿
有哪些认知误区

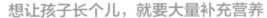

想让孩子长个儿，就要大量补充营养

许多家长觉得孩子个子矮小，就给孩子大量补充营养。这样做其实并不科学。

我们要对孩子长个儿有一个正确的认识：孩子在 3 岁之前，其生长主要由营养调控；3 岁到青春期，其生长主要由生长激素、营养和甲状腺激素来调控。

3 岁之前，如果孩子矮小，主要考虑营养方面的问题。合理的营养、充足的睡眠、适量的运动，都能帮助孩子长个儿；3 岁到青春期这个阶段，如果孩子生长落后，就要积极查找原因，不能只补营养。

误区 1

孩子午睡有利于长高，不必限制午休时间

正处于生长期的孩子，养成午睡的好习惯有助于身体发育。不过要提醒大家的是：午睡应有度，时间过长并非好事。午睡时间，以 30 分钟左右为宜，最好别超过 90 分钟，否则可能会影响孩子的正常发育。如果孩子午睡时间过长，有可能影响夜间睡眠，而夜间睡眠是生长激素分泌的高峰期。晚上睡不好，必然影响长个儿。

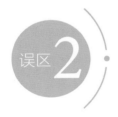

误区 2

"增高药"对长个儿大有帮助

如果认为孩子身材矮小，应咨询专科医生，找出孩子身材矮小的原因，对症治疗，切忌乱吃增高药。乱服药物会导致性早熟。

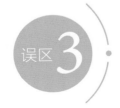

误区 3

家长最关心的育儿问题

1 我家孩子个子偏矮，是矮小症吗？

矮小症的特征是生长迟缓、身高增长比同年龄、同性别儿童的标准低。在幼儿园，比同班小朋友矮半头（5~10厘米），在中学，比同班同学矮一头（10~20厘米）。如果孩子属于这种情形，就可能是矮小症了。发现孩子较同龄人矮小，应及时到医院检查、治疗，不要盲目使用增高药、保健品，以免错过最佳治疗时机。

2 4岁的男孩膝盖总是疼，是怎么回事？

孩子膝盖疼，最常见的是生长痛。生长痛多发生在学龄期前后的孩子身上，特别是生长发育快的春季，主要与这一时期儿童活动量相对增多，长骨生长较快，局部肌肉筋腱生长发育不协调有关。生长痛主要表现为肢体疼痛，以膝关节或小腿前侧多见。特点是一般疼痛感较轻，多为双侧，持续时间较长，有时可达数月或更久，疼痛多发生在下午和晚间，经一夜休息疼痛会消失或缓解。生长痛是一种生理性疼痛，是暂时的，度过这个时期就会好的。

3 孩子不爱喝水会导致生长迟缓吗？

喝水能促进孩子体内的新陈代谢，帮助排出身体里的废物，还能促进消化。不喝水会给孩子的身体造成很多负面影响，比如便秘、积食、上火等。所以，家长要重视培养孩子喝水的习惯。但应选择白开水，而不是甜饮料。

4 孩子偏胖会影响长个儿，应该如何进行调理？

首先，要有意识地引导孩子控制食量。孩子吃饭的时候要提醒他，最多吃八成饱，吃饭的时候要细嚼慢咽。还要讲究营养均衡搭配，饮食多样化，拒绝高油、高盐、高糖的食物。从小就让孩子养成清淡的口味，这样他才能自动拒绝重口味、高热量的食物。另外，培养运动习惯，减少静坐时间。经常带孩子参加体育运动，每天至少锻炼半小时。

3

解决这些问题，
孩子气色好、
颜值高

孩子面色苍白，要补肺

孩子面无血色、常咳嗽，从肺调理见效快

肺是孩子最娇嫩的脏腑，如果孩子面色苍白，时常咳嗽，很可能是肺气不足，需要培补肺气。

按照中医五色对应五脏原理，肺对应的是白色。面色苍白的孩子多是肺气不足。引起咳嗽的原因有许多，但病位在肺。因为孩子身体稚嫩，抵抗力差，容易被外邪侵犯。肺脏尤其娇嫩，特别容易被外邪伤害，所以小儿咳嗽初期多为外感咳嗽。风寒、风热之邪从口鼻侵入肺脏，肺失宣降，肺气上逆，就会引发咳嗽。有些孩子平时体质较差，肺气虚弱，就比别的孩子更容易咳嗽，而且咳嗽的时间也更长。

• 用山药补肺气，改善面色效果好

山药性平、味甘，不燥不腻，入肺、脾、肾经，是健脾补肺、益胃补肾的上品。山药有补气的作用，将肺气补足，就能用自身的力量将残留的邪气驱逐出去，改善苍白面色。

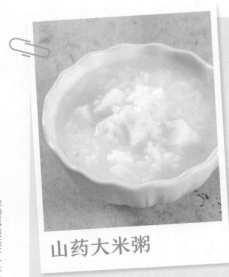

山药大米粥

材料 山药 100 克，大米 80 克。

做法

1. 大米淘洗干净；山药洗净，去皮，切丁。
2. 大米、山药丁放入锅中，加适量水，大火煮沸，转小火煮至大米软烂，关火即可。

用法 早晚趁热各喝 1 碗。

功效 补脾益肺，尤其对肺肾亏虚引起的干咳少痰、潮热盗汗有很好的调理效果。

这样给肺排毒，清除体内垃圾

中医认为，肺为娇脏，"温邪上受，首先犯肺"，肺是最容易受到外邪侵害的脏器。

• 肺毒不仅和雾霾有关，还和饮食有关

肺毒又叫气毒，主要和空气质量有关，也和饮食不当有关。有的孩子爱吃腌制食品，比如香肠、腊肉，肠道容易堆积毒素，对肺的伤害很大，即中医所说的肺与大肠相表里。所以，假如排泄不畅、便秘，就会导致肠内毒素增加，继而伤肺。

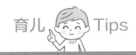

育儿 Tips

肺部排毒的最佳时间

肺脏功能最强的时间是早7点至9点，此时最好能够通过运动排毒。可以进行慢跑等有氧运动，帮助肺排出毒素。

• 呼吸不畅、胸闷、咳痰，这样排肺毒

饮食排毒	中医中，大肠和肺的关系最密切，肺排出毒素的程度取决于大肠是否通畅。白萝卜能帮助大肠排出宿便，生吃或凉拌都可以；蘑菇、雪梨也有很好的养肺滋阴功效，可以帮肺脏抗击毒素
按摩排毒	有利于肺脏养护的穴位是合谷穴，其位置在手背，第一、二掌骨间，当第二掌骨桡侧的中点处，可以用拇指和食指对捏穴位，用力按压，每次按压3~5分钟
适当排汗	肺管理皮肤，所以痛痛快快地出一身汗，让汗液带走体内的毒素，会让肺清爽起来。除了运动以外，出汗的方法还可以是热水浴，浴前水中加一些生姜和薄荷精油，促进排汗。需要注意的是，过敏体质者不可加生姜和精油
深呼吸排毒	深呼吸能减少体内废气的残留。家长可以做示范，让孩子仰卧在床上，放松肢体。由鼻慢慢吸气，鼓起肚皮，每口气坚持10秒钟，再徐徐呼出，每分钟呼吸3~4次。每天3组，每组反复10~20次

莲子红枣粥，滋阴养肺、改善面色

面色是气血的晴雨表，面色发白的孩子多跟肺气虚有关。

• 肺主皮毛，孩子肺气足气色好

中医认为，肺主一身之气，它有两个功效，就是"宣发"和"肃降"。平常吃下的食物要经过肠胃的消化，转化成水谷精微等物质。这些物质需在肺气的推动下输布全身，供养脏腑及全身的皮毛。所以孩子肺的宣肃功能正常，脏腑及皮毛才会得到充分的滋养，气色才好。

• 红枣和莲子滋补肺气，可改善气血

红枣性温，味甘，归脾、胃经。中医认为，脾胃为气血生化之源，红枣有补益脾胃的作用。莲子味甘、微苦，性平，入心、肺经，具有固肺气、清心安神功效。

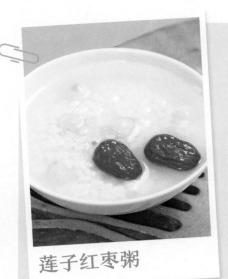

莲子红枣粥

材料 莲子30克，红枣5枚，大米50克。

调料 冰糖5克。

做法

❶ 莲子提前泡3小时。

❷ 把所有食材洗净，放进电压力锅中，加适量水，加入冰糖，选择"煮粥"模式，煮好后继续焖30分钟即可。

用法 早晚趁热各喝1碗。

功效 这款粥可健脾益肺，尤其对肺气虚导致的面色发白有很好的调理效果。

常喝银耳莲子羹，面色红润有光泽

孩子面色苍白，多是肺气不足。中医认为，要让孩子的面色红润，调补肺气是最有效的方式。

银耳莲子羹，改善孩子面色苍白

4岁的男孩强强，体质不好，经常感冒咳嗽。我见孩子面色苍白，经过诊断是肺气不足惹的麻烦。我告诉强强的妈妈，孩子肺气虚弱是面色差、体质差的祸根。想让孩子少生病，培补肺气是根本。我让强强的妈妈给孩子做银耳莲子羹喝，加点冰糖，香甜可口，孩子更容易接受。这款汤羹有培补肺气的功效，孩子每周喝2~3次，坚持了一个月左右，面色苍白的问题得到了改善。

• 银耳 + 莲子，滋阴润肺效果好

银耳被称为"穷人的燕窝"，既是营养滋补佳品，又是扶正强体的补药。历代皇家贵族都将银耳看作"延年益寿之品"。银耳的滋阴润肺功效很好，长期食用可以润肤，并能改善孩子的面色苍白；莲子可滋阴补血、润肺，改善孩子皮肤干燥。

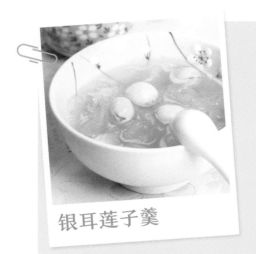

银耳莲子羹

材料 干银耳10克，莲子15克。

调料 冰糖适量。

做法

① 银耳用水泡发，洗净，去蒂，撕成小朵；莲子洗净，用水泡透，去心。

② 砂锅倒入适量温水置火上，放入银耳、莲子，大火煮开后转小火煮半小时，加冰糖煮至冰糖化即可。

用法 早晚服用，每周2~3次。

功效 滋阴润肺，改善肤色。

避免孩子变丑，这点不容忽视

要想孩子皮肤光洁，离不开肺的滋养。因为肺主皮毛，而肺喜润恶燥，肺脏阴阳平衡，才能让孩子颜值高。

● 秋冬两季，是养护孩子肺脏的重要时节

中医认为，肺喜润恶燥，喜暖畏寒。也就是说肺喜欢滋润，而干燥的气候容易伤肺；肺喜欢温暖，寒冷的季节也容易让肺受伤。秋季干燥，冬季寒冷，这两个季节是养护孩子肺脏的重要时节。

中医五行养生学认为，秋季和人体的肺相对应，秋燥最伤肺。肺是"娇脏"，它比其他脏器更需要水湿的滋养及濡润，它的头号天敌是"燥邪"。所以，在秋天必须要滋阴除燥，保证饮水量，从而保证肺脏的健康，才能免除孩子皮肤干燥以及各种呼吸系统疾病的困扰。

冬天，寒冷的气候容易冻伤孩子肌肤，还容易刺激呼吸系统，引起伤风感冒。所以，冬季要随着气温的降低及时给孩子增加衣物，以防受寒，并且做好背部和足部的保暖工作。

当肺脏有火时，反映在皮肤上就是干燥。肺脏和皮肤都是直接接触外部空气环境的，它们根据外部环境进行自身调节。秋冬季节气候开始变冷，但恰恰是肺脏容易"上火"的季节。干燥的环境使肺脏供水能力下降，孩子会变得容易感冒、咳嗽，而反映在皮肤上就是干燥、脱皮等问题。

● 滋阴润肺，让孩子干燥的皮肤变细腻

要从根本上解决孩子皮肤干燥的问题，就要滋阴润肺，使肺脏有充足的体液滋润。当肺脏得到充分滋养，肺泡黏膜不再缺水，孩子的皮肤就会滋润起来。日常可给孩子吃火龙果银耳雪梨羹，可以滋养皮肤。

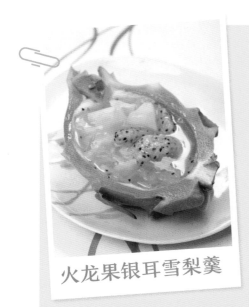

火龙果银耳雪梨羹

材料 火龙果、雪梨各150克，干银耳5克。

调料 冰糖适量。

做法

① 银耳泡发，择洗干净，撕成小朵；雪梨洗净，去皮、去核，切块；将火龙果从中间分开，取出果肉，切块。

② 锅内倒入适量清水，放入银耳、冰糖，大火煮沸后转小火慢炖1小时，放入火龙果块、雪梨块，熬煮至黏稠后关火。

用法 午饭后食用。

功效 滋阴润肺，益气生津，润泽皮肤。

● 热水袋暖背，暖肺祛寒

冬天，在孩子睡前，可以给热水袋中灌上热水，让孩子钻进被窝，将热水袋放在距离孩子后背半尺远的地方。具体位置在孩子后背上部与脖子附近，也就是在肺俞穴和大椎穴之间的位置，不要贴到皮肤，以免烫伤。躺一会儿，孩子就会微微出汗，寒邪就会被驱逐出去。

需要注意的是，在这之前最好先让孩子喝些粥，肚子里面有食物才能更好地发汗，空着肚子不易发汗。

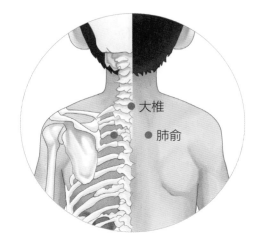

大椎

肺俞

补肺经、拿合谷、揉肺俞，养肺可护颜

扫一扫，看视频

中医认为，通过推拿孩子身体上的相关穴位，可以促进气血循环，改善孩子面色苍白。

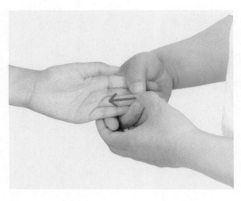

补肺经

〔**取穴**〕无名指掌面指尖到指根成一直线。

〔**方法**〕用拇指指腹从孩子无名指指尖向指根方向直推肺经100次。

〔**功效**〕补肺气，改善孩子面色苍白。

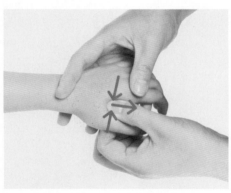

拿合谷

〔**取穴**〕位于虎口，第一、二掌骨间凹陷处。

〔**方法**〕用拇食二指指腹相对用力（以孩子能承受为宜）拿捏孩子合谷穴20次。

〔**功效**〕舒筋活血，改善气色。

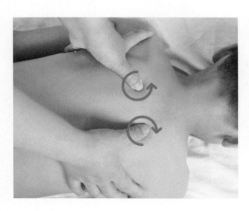

揉肺俞

〔**取穴**〕第三胸椎棘突下，旁开1.5寸，左右各一穴。

〔**方法**〕用拇指指腹揉肺俞穴100次。

〔**功效**〕补肺益气，改善面色。

孩子面色发黄有白斑，问题出在哪里

孩子面色发黄，可能是脾虚引起的

中医认为，脾属土，孩子面色发黄时，考虑是脾虚。

● 孩子脾虚胃滞，面色自然发黄

中医认为脾主运化，胃主受纳和腐熟。就是说胃对食物做粗加工，脾提取精微物质，作为营养输送到机体各部位，并将糟粕通过肠道排出体外。如果孩子长期饮食不规律、过食生冷食物、长期服用抗生素，就会导致脾虚，整个机体的营养状况就会变差，继而表现为面色发黄或面部色素沉着不均匀（花斑），头发稀疏，消瘦，指甲脆薄、有白点，脐周经常疼痛等症状。

● 调理脾胃的关键是合理喂养

脾胃虚弱多是喂养不当引起的，注意良好的饮食卫生和合理的饮食习惯。有些孩子不爱吃饭，家长整天端着饭碗追着孩子喂，这是一种非常不好的喂养方式。

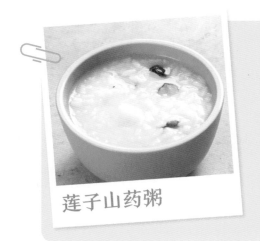

莲子山药粥

材料 莲子30克，山药80克，大米60克。

做法

① 莲子去心，泡2小时；山药洗净，去皮，切段；大米洗净备用。

② 把莲子、山药段和大米放入锅中，放适量清水，煮至粥黏稠即可。

用法 早晚趁热各喝1碗。

功效 健脾养胃，清心火，改善萎黄面色。

山楂麦芽消滞茶，消积食效果好

中医认为，孩子脾常不足，胃肠娇嫩，消化功能薄弱，若肥甘厚味吃得太多、零食不离口，就易发生消化不良，继而积食，危害健康。

• 孩子瘦小且脸色蜡黄，多是胃强脾弱

有些孩子很能吃，却很瘦，脸色蜡黄，一吃多就积食、便秘，且易生病。这样的孩子，中医上有个说法，叫胃强脾弱。

胃是脾的上游，胃太兴奋，不断接收食物，把食物进行粗加工，就交给了脾。而脾的能力不足，接应不了胃传送来那么多的食物，就像水管进水量大出水量小，很容易就堵住了。所以孩子特别容易积食。本身脾的能力弱，长期承担比较大的压力，孩子胃口又特别好，一吃多就积食。时间一久，孩子就表现出面部暗黄，且身体瘦弱。

• 麦芽是消积食高手

麦芽味甘，性微温，归脾、胃经，能消食和胃、健脾开胃，常用于辅治食积不消、脘腹胀痛、脾虚食少。

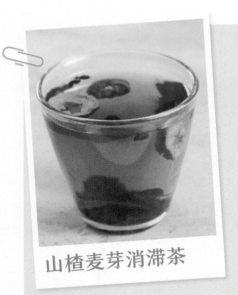

山楂麦芽消滞茶

材料 山楂 15 克，焦麦芽 20 克，陈皮 10 克。

做法 将材料用热水冲泡，代茶饮。

用法 三餐后 1 杯。

功效 行气消食，健脾开胃。

孩子积食面色黄，莱菔子贴压中脘

许多家长看到孩子能吃、不挑食都很高兴，孩子想吃多少就给多少。可是，孩子的脾胃还很弱，消化系统的功能并非家长想象得那般好。在这种情况下，孩子稍微受凉，或者吃了一些凉东西，就容易发生积食。

● 莱菔子消食除胀效果好

积食就是吃多了，伤到了脾胃，这时孩子会出现腹胀、便秘、胃口差，甚至出现呕吐、低热，还容易引起感冒。孩子积食了，首先要调理他的脾胃。可以用莱菔子贴压中脘穴。莱菔子就是白萝卜的种子，有消食除胀的作用。

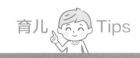

育儿 Tips

莱菔子不能经常使用

莱菔子不能多用，只要孩子能顺利排便，就停止使用，因为莱菔子是泻气的，用多了会让孩子气虚。

〔**取穴**〕肚脐上4寸，即剑突下和脐连线的中点。
〔**方法**〕将莱菔子装在纱布包里，睡前贴在孩子中脘穴处20分钟后取下。
〔**功效**〕主要治疗小儿消化系统疾病，如腹胀、便秘、食欲不振等。

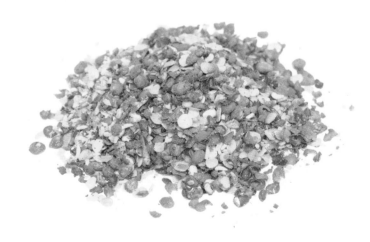

揉板门、摩中脘、捏脊，消食化积、改善肤色

中医认为，用推拿调理孩子积食，可以起到消食导滞、健脾益胃的功效，还可以改善肤色，使面色红润有光泽。

扫一扫，看视频

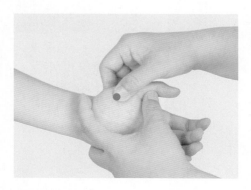

揉板门

〔**取穴**〕大鱼际部或拇指本节0.5寸处。

〔**方法**〕用拇指指腹揉孩子板门穴50~100次。

〔**功效**〕健脾和胃，消食化滞。

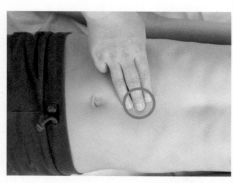

摩中脘

〔**取穴**〕肚脐上4寸，即剑突下至脐连线的中点。

〔**方法**〕用食指、中指、无名指三指摩中脘穴3~5分钟。

〔**功效**〕健脾和胃，消食除胀。

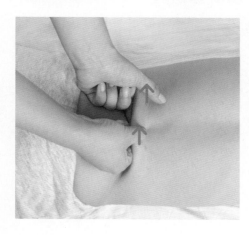

捏脊

〔**取穴**〕后背正中，整个脊柱，从大椎至长强成一直线。

〔**方法**〕用拇指指腹与食中二指指腹自下而上提捏孩子脊旁1.5寸处。捏脊通常捏3~5遍，每捏三下将背脊皮肤提一下，为捏三提一法。

〔**功效**〕消食化积，强身健体。

李爱科谈孩子个子高、颜值高、视力好

孩子小小就有黑眼圈，肝伤了

孩子不爱早睡，家长需要了解这些方法

很多孩子常有入睡难、易出汗、发脾气等情况，中医认为是小儿肝火旺引起的。

● 孩子肝火旺的表现

1.孩子入睡难，入睡后易出汗，后半夜睡不安稳，频频转换睡姿。有的孩子会迷迷糊糊坐起来，换个位置躺下再睡，有的还会做梦，被梦境惊吓而醒。

2.孩子的性格也比较急躁，容易发脾气、倔强。另外，肝火旺的孩子比较怕热，睡着时容易踢被子、掀衣服。

3.孩子有口臭、大便干结等。

● 肝火旺的孩子，揉腹、饮食调理效果好

揉腹

可以在睡前或起床前、吃饭前半小时轻轻按揉孩子腹部。按摩时，要让孩子仰卧，手心对着肚脐，双手叠放，先顺时针揉几十次，再逆时针揉几十次。用力不能过猛，以免使内脏器官错位，影响孩子的健康。

饮食调理

控制零食，少吃煎炸和油炸类等容易引起上火的食物。可喝些绿豆汤，清热解烦，对心烦意乱、脾气暴躁的孩子最为适用。吃些清肝火的蔬菜，如芹菜、苦瓜、茄子、茭白、白菜等，以及清肺养肝的水果，如荸荠、梨和柚子，能清润肝肺，对于肺热肝火旺的孩子适宜。

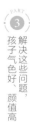

PART 3 解决这些问题，孩子气色好、颜值高

枸杞菊花决明子茶，平肝火、能明目

中医认为，"肝开窍于目"，眼睛是肝的窗户，如果孩子肝火过旺，肝血不足，没有足够的肝阴去滋养眼睛，就会导致孩子有黑眼圈、眼睛经常干涩等问题。

肝火旺盛主要由生活不规律、不良情绪积郁导致。肝经循行于头、耳、胸胁，所以会出现头昏脑涨、两耳轰鸣、胸胁胀痛，同时中医有"肝主目"的说法，因此肝火旺盛还常常出现眼部症状，如眼红、眼干、眼部分泌物增多等。

● 枸杞菊花决明子茶，清肝明目，保护视力

枸杞子味甘，性平，具有补肾润肺、生精益气、养肝明目之功。菊花泡水具有疏散风热、清肝明目、清热解毒、平肝降压等功效，常用于眼睛干涩以及肝火旺盛等症。决明子为清肝明目药，具有清热明目、润肠通便之功。常喝枸杞菊花决明子茶，有助于养肝平肝、保护视力等。

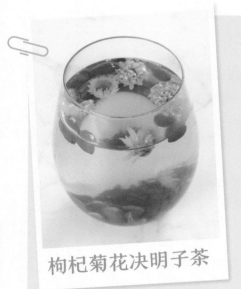

枸杞菊花决明子茶

材料 枸杞子、菊花各5克，决明子10克。

做法

❶ 锅中加适量清水，煮开。

❷ 将决明子略微捣碎后与菊花、枸杞子一起放入杯中加开水冲泡，闷半小时后饮用即可。

用法 三餐后1杯。

功效 清肝明目，保护视力。

李爱科谈孩子个子高、颜值高、视力好

山药山楂大米粥，帮孩子祛除"熊猫眼"

中医认为，眼袋的形成、口唇周围的颜色与脾、肝的功能关系密切。脾胃主运化水谷，脾胃功能减弱，肝风则容易亢进，反过来"欺压"脾胃，表现出来就是眼睑下垂、眼袋青紫等。

● 祛除"熊猫眼"就要健脾养胃，辅以疏肝理气

消化不好时，少食多餐，用山楂帮助孩子消化；消化好时，以健脾为主，辅以疏肝理气。脾胃强大了，过旺的肝气慢慢就会得到压制，面色萎黄、眼袋青紫也会慢慢改善。疏肝理气可用乌梅、薄荷、山药等。

李爱科医案

辅治孩子脾胃虚、肝火旺，山药山楂大米粥效果好

悠悠，3岁11个月，体重14.5千克，身高102厘米，2岁前身高、体重处于中等水平，2岁到现在生长曲线一直往下走，经常感冒咳嗽（过敏性咳嗽），口腔有异味，皮肤比较干，特别在秋冬季节皮肤瘙痒，大便干硬，晚上睡觉偶尔说梦话，舌苔白厚腻，脾气暴躁，有时候手心发热，胃口不怎么好，最近1个月有眼袋。我诊断孩子是肝火旺导致气血不足，开了山药山楂大米粥一方，7日后复诊，孩子症状明显好转。

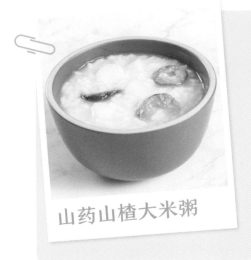

山药山楂大米粥

材料 山楂10克，山药、大米各50克。

调料 冰糖适量。

做法

❶ 山楂洗净，切片，去子；山药洗净，去皮，切段；大米淘洗干净。

❷ 将山楂、山药段、大米同放入砂锅煮粥，待粥将熟时加入冰糖，稍煮即可。

用法 每餐喝1碗。

功效 健脾消食，生津和胃。

揉睛明、运太阳，改善黑眼圈简单有效

扫一扫，看视频

通过推拿穴位，能够促进血液循环，起到养生保健的作用。孩子视疲劳、有黑眼圈，也能够通过推拿来缓解。

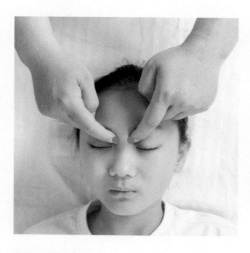

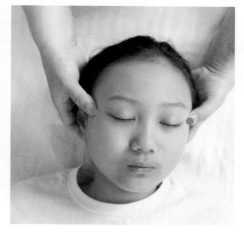

揉睛明

〔**取穴**〕位于目内眦外稍上方凹陷处。

〔**方法**〕用拇指或食指指腹按揉睛明穴，每次双侧同时按揉2分钟左右。

〔**功效**〕明目亮眼。

运太阳

〔**取穴**〕眉梢和外眼角连线中点后方的凹陷处。

〔**方法**〕用两手拇指指腹向耳方向运孩子太阳穴2分钟。

〔**功效**〕通经散瘀，淡化黑眼圈。

孩子用眼过度，怎样预防近视

中医认为肝藏血，肝开窍于目，目受肝血而能视。眼睛只有受到血液的濡养，才能明眸善睐。当下电脑、手机等电子产品成为孩子的"必需品"，当孩子用眼过度时就会暗耗肝血，肝血不足，血不能濡养于双眼，孩子看东西自然就会模糊，时间久了就会被近视盯上。那么，如何做才能避免孩子近视呢？

常做两个小动作，提神明目、防近视

摩手熨目。教孩子将双手掌面摩擦至热，睁眼时，两手掌分别按在双眼上，通过热气煦熨双目，稍冷再摩再熨，如此反复3~5遍。每天可做数次，有温通阳气、明目提神的作用。

养脑明目。做小指向内折弯，再向后扳的屈伸运动，每遍做30~50次。经常做不仅能够养脑明目，还能够预防近视。每天坚持早晚各做一遍。

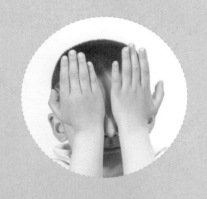

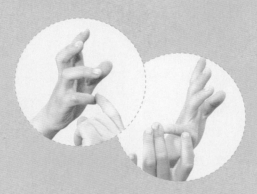

要想视力好，柔肝补肾是关键

中医认为，孩子的体质特点就是肝常有余、肾常不足。因此呵护孩子的视力，就要注重柔肝补肾。平时多给孩子吃一些富含胡萝卜素（或维生素A）、锌的食物，如动物肝脏、胡萝卜、菠菜、枸杞子、蓝莓、西蓝花、牡蛎、核桃仁等，可以起到益肾养肝、保护眼睛的作用。

心神安宁、睡眠香甜的孩子，看起来更阳光

孩子睡眠不安，安养心神很重要

夜啼是婴儿时期常见的一种睡眠障碍。不少孩子白天好好的，可是一到晚上就烦躁不安、哭闹不止，中医称之为"小儿夜啼"。人们习惯上将这些孩子称为"夜啼郎"。

● 夜啼分为脾胃虚寒、心热受惊两种

| 脾胃虚寒 | → | 一到晚上就哭，孩子面色发白，腹部、四肢发凉，食欲不振，大便稀，喜欢趴着睡 |
| 心热受惊 | → | 孩子脸颊、嘴唇发红，烦躁不安，容易在睡梦中惊醒啼哭，大便干，尿黄 |

李爱科
医案

甘草、小麦、红枣煮汤，调理夜啼效果好

4岁的亮亮，奶奶说他白天好好的，一到晚上就哭闹不止，有时甚至通宵达旦。本来以为因为新转幼儿园对环境不适应，过了一段日子还是哭闹不止。后来亮亮妈妈通过网络查询，怀疑是缺乏维生素D，补充维生素D后依然无法缓解。

我看到亮亮嘴唇发红，进入诊室一直烦躁不安，判断他是心火旺所致，就让他奶奶给他煮甘草小麦红枣汤（甘草2克，小麦5克，红枣3枚）。喝了7天，复诊时，症状明显好转。

两种食材煮汤，孩子睡得甜又香

众所周知，睡眠有助于修复机体。无论是生病还是日常养护，睡眠都是孩子自我修复、促进生长的好方法。许多体虚的孩子，睡眠质量和习惯都不是很好。

• 养好心神，调理睡眠效果好

中医认为，孩子睡得不好，源于阴阳不平衡，病位主要在心，但其他脏腑的病变也可能导致心神不宁，引起失眠，比如"胃不和则卧不安"。但是总体来讲，帮孩子调理睡眠的关键还在于养心和调和阴阳。

• 酸枣仁 + 肉桂煮水，缓解心神不安

酸枣仁具有养心安神之功效，肉桂可温里，二者一起煮水，可缓解小儿因心神不安所致的夜啼。

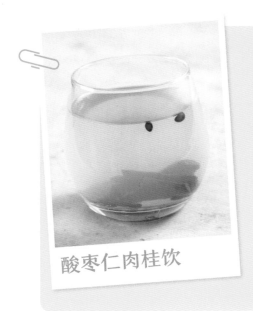

酸枣仁肉桂饮

材料 酸枣仁、肉桂各 30 克。

做法 将酸枣仁和肉桂洗净，放入锅中，加适量清水，煮 30 分钟即可。

用法 每天 1 碗，连续喝 7 天。

功效 养心安神，缓解夜啼。

蝉蜕煎水，调理心肝火旺导致的睡眠不安

家有"夜啼郎"，父母愁断肠。有些孩子白天尚能安静入睡，入夜则变得啼哭不安，把父母折腾得筋疲力尽。

● 蝉蜕治疗小儿夜啼效果好

《药性论》记载蝉蜕"治小儿浑身壮热惊痫，兼能止渴"。不过蝉蜕治疗的夜啼症主要针对心经积热型。有两个指标家长可以参考：第一是大小便，观察大便是否秘结，小便是否短赤；第二是看舌尖是否发红，指纹是否发紫。只要符合一条，孩子就可能是心经有热。

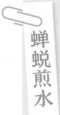

材料	蝉蜕 6 克（弄碎），冰糖 3 克。
做法	蝉蜕、冰糖加水 250 毫升慢煎，煎至 50 毫升左右即可。
用法	每晚服 1 次。
功效	缓解小儿多梦易醒、夜啼等症状。

李爱科
医案

心经积热致夜啼用蝉蜕

跟我进修的一位医生，孩子快半岁了。我发现他这两天工作的时候总是出错，感觉好像特别没精神，我就问他原因。他说，这几天孩子不知道是怎么回事，哭闹得厉害，搞得晚上睡不好觉，白天没精神。我一听便感觉这孩子十有八九是患了夜啼症。但是给孩子看病不能凭感觉，我就让他把孩子抱过来看看。

孩子抱过来以后，我观察孩子总翻来覆去，面赤唇红。我逗了他一下，他就笑了，我趁机看了看他的舌头，发现孩子舌尖发红，这明显是体内有热。大人体内有热的时候尚且心烦不安，难以入睡，更别说这么大的孩子了。

我说："买一些蝉蜕，去头足，洗净晒干研末。每次用 6 克冲水，加入适量冰糖睡前喂服，保证晚上睡好觉。"吃了两天晚上，第三天早晨，这位进修医生就说，孩子晚上已经不哭闹了。

李爱科谈孩子个子高、颜值高、视力好

按揉百会、精宁、小天心，孩子睡得香

中医认为小儿夜啼常因脾寒、心热、惊骇、积滞而发病。寒则痛而啼，热则烦而啼，惊则神不安而啼，滞则胃不和而啼，是以寒、热、惊、滞为本病之主要病因病机。治疗以调理脏腑、平和气血、镇惊安神为主。可以按揉百会穴、精宁穴、小天心穴，以安神镇惊。

扫一扫，看视频

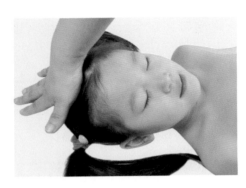

按百会

〔取穴〕在头部，两耳尖连线中点与眉间的中心线交汇处的凹陷处。

〔方法〕用手掌掌心按摩百会穴50圈，每日2~3次。

〔功效〕镇惊安神，改善夜啼。

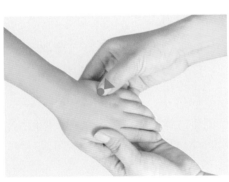

掐揉精宁

〔取穴〕位于手背第四、五掌骨歧缝间，外劳宫旁。

〔方法〕用拇指指甲轻轻掐揉精宁穴100次。

〔功效〕镇惊安神。

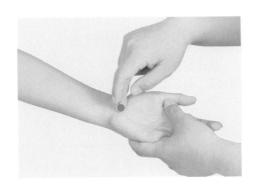

揉小天心

〔取穴〕在大小鱼际交接处凹陷中。

〔方法〕用中指揉小天心穴100~200次。

〔功效〕安神镇惊，清热止夜啼。

腺样体肥大，
会让孩子慢慢变丑

孩子慢慢变丑，小心是腺样体肥大在作祟

儿童鼻咽腔狭小，如果腺样体肥大堵塞鼻孔及咽鼓管咽口，会引起鼻、耳、咽、喉等多种症状。

鼻部症状	常并发鼻炎、鼻窦炎，有鼻塞、流涕等症状。说话时带闭塞性鼻音，睡觉打鼾，严重者会出现睡眠呼吸暂停。这也是孩子最容易出现的症状
耳部症状	咽鼓管咽口受阻，引起分泌性中耳炎，导致听力减退和耳鸣
咽、喉及下呼吸道症状	因分泌物向下流并刺激呼吸道，常引起夜间阵咳，易并发气管炎
腺样体面容	由于长期张口呼吸，致使面骨发育障碍，颌骨变长，腭骨高拱，牙列不齐，上切牙突出，唇厚，缺乏表情，出现所谓"腺样体面容"
精神不振	因为长期用口呼吸、鼻子不通气，易造成头部缺血、缺氧，出现精神萎靡、头痛、头晕、记忆力下降、反应迟钝等现象
影响生长发育	由于儿童发育需要大量的氧分，而打鼾会使孩子在睡眠中严重缺氧，直接导致大脑供氧不足，影响生长激素分泌，进一步影响身高和身体抵抗力

调理腺样体肥大"两步走"

中医认为，腺样体肥大属于中医"痰核"范畴，应该从痰论治。一般来说，孩子如果外受风寒或内有寒饮，夹杂有肺部郁而化热，就会产生痰湿阻滞。鼻塞不通为风寒，寒邪郁而日久则化热，久伤脾胃而生痰湿。本病治疗原则为外散风寒，内清郁热，兼化痰湿。

一般腺样体肥大可分为急性和慢性两类。

由感冒引起，"邪毒侵肺，肺热壅鼻"，出现舌红、苔薄黄，脉浮数、头痛、耳痛、鼻塞、流黄涕、张口呼吸、睡觉打鼾等症状。

病机是"痰湿凝聚，脾虚痰阻"，由于脾失健运，痰浊内生，聚于鼻咽，导致痰核。此时孩子的症状为面色萎黄、神疲乏力、食欲不振、鼻塞、痰多、张口呼吸，舌淡、苔薄白腻，脉细无力。

● 第一步：针对不同病机，辨证施治

急性腺样体肥大，病机在于肺热壅鼻型痰核，为实证，当以驱邪为主，应清肺通窍、化痰散结。

右方中金银花性寒、味甘，可清热解毒、散痈消肿，为治一切内痈外痈之要药；连翘性微寒、味苦，可清热解毒、消肿散结；辛夷入肺经，善通鼻窍，为鼻科圣药；石菖蒲芳香走窜，豁痰开窍醒神；黄芩清肺泻火，引药上行；丝瓜络、象贝母、夏枯草、生牡蛎均可消肿散结；甘草调和诸药。全方共奏清肺通窍、化痰散结之功效。

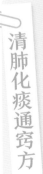

清肺化痰通窍方

材料	金银花、连翘、辛夷、石菖蒲、黄芩、夏枯草、象贝母、丝瓜络、生牡蛎、甘草各5克。
做法	上述药物用清水熬煮1小时。
用法	每晚10毫升（同时忌口，不吃肉蛋奶）。
功效	清肺通窍，化痰散结。

慢性腺样体肥大，病机在于脾虚痰阻型痰核，属虚实夹杂，当邪正兼顾，治以运脾化痰、通窍散结为主。也就是实脾土，燥脾湿，助中焦转输，以绝痰之源。

右方中苍术芳香燥烈，燥湿健脾，为运脾要药；薏米（薏苡仁）甘淡，健脾渗湿；辛夷善通鼻窍；石菖蒲豁痰开窍；黄芩燥湿，引药上行；生牡蛎、夏枯草、象贝母、丝瓜络合用可化痰散结；甘草调和诸药。全方运脾以消痰，通窍以通气。

运脾化痰通窍方		
材料	苍术、薏米、辛夷、石菖蒲、黄芩、夏枯草、象贝母、丝瓜络、生牡蛎、甘草各5克。
做法	上述药物共用清水熬煮1小时。
用法	每晚小半杯（同时忌口，不吃肉蛋奶）。
功效	运脾化痰，通窍散结。

• 第二步：白芷辛夷泡脚，疏风热、清鼻窍

辛夷15克捣碎，用纱布包好，备用；白芷、苍耳子各10克，加1000毫升水一起煮10分钟，再加入辛夷包煮20分钟。每日1次，水放温后泡脚。

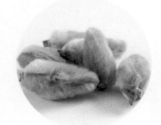

辛夷

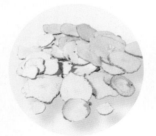

白芷

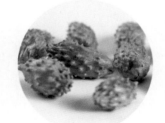

苍耳子

辛夷花煲鸡蛋，疏风散寒呵护腺样体

孩子脏腑娇嫩，肺常不足，卫外能力疲软，在寒冷的冬季，寒邪极易侵袭肺部。肺在窍为鼻，在液为涕，很容易出现感冒、鼻塞、流涕等症状。鼻塞、流涕久了就会刺激腺样体，导致腺样体肥大。

● 辛夷花通鼻窍，缓解腺样体肥大效果好

冬末春初，乍暖还寒，感冒、鼻塞都是困扰孩子的常见病症。辛夷花（即玉兰）有补肺益气、善通鼻窍的作用。

李爱科医案

辛夷花煲鸡蛋，疏风散寒有良效

5岁的阳阳刚上幼儿园，最近一个月因天气寒冷，反复咳嗽、鼻塞、流鼻涕，妈妈一直以为阳阳是感冒引起咽喉发炎，带他来医院找我，经过仔细检查，发现原来是腺样体肥大。我给他开了辛夷花煲鸡蛋一方，连续服用一周后复诊，症状明显好转。

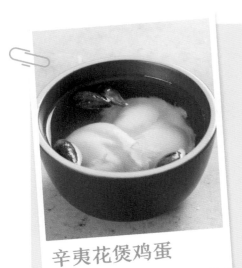

辛夷花煲鸡蛋

材料 辛夷花9克，鸡蛋2个，盐适量。

做法

① 辛夷花放入沸水中煮20分钟。

② 将鸡蛋打入水中，同煮5分钟即可。

用法 可连续食用1周，对反复感冒、预防呼吸道感染有一定功效。

功效 健脾益肺，疏风散寒，预防呼吸道感染。

白芷红枣薏米粥，改善腺样体肥大效果好

中医认为，腺样体肥大主要是痰湿凝结。孩子容易饮食不节，发生积食，痰湿内生，湿气蕴热，造成腺样体肥大。

• 白芷红枣薏米粥健脾祛湿效果好

白芷味香、辛，性温，具有祛风解表、散寒止痛、除湿通窍、消肿排脓的功效。薏米味甘淡，性凉，入脾经、肺经、肾经，具有健脾化湿、消痛排脓之功效。茯苓可利渗湿，健脾和中；红枣宁心安神，益肺肾。搭配一起煮粥可养五脏，适合脾虚湿气重的孩子。

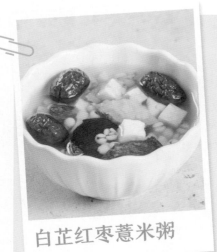

白芷红枣薏米粥

材料 白芷、陈皮各10克，茯苓30克，薏米50克，红枣5枚。

做法

① 将白芷、茯苓、陈皮、红枣洗净，薏米洗净，清水浸泡半小时。

② 把白芷、茯苓、陈皮和红枣放入锅内，加清水适量，大火煮半小时，去渣，放入薏米，小火煮至粥成。

用法 每日1次。

功效 祛风化痰，降浊止痛。

李爱科谈孩子个子高、颜值高、视力好

热敷，缓解腺样体肥大引起的打鼾

很多家长发现孩子睡觉有打呼噜的习惯，以为这是孩子睡得太香甜的缘故，其实这可能是腺样体肥大的一个症状。因为孩子的鼻咽部被堵塞，导致呼吸困难，所以才会出现打呼噜。有些孩子还会出现短暂的呼吸停顿，容易被憋醒，严重影响孩子的睡眠质量。

• 毛巾热敷背法，效果不错

毛巾热敷背，之所以对辅治孩子腺样体肥大有效，是因为中医认为"背为阳，心肺主之"，用毛巾热敷背，有疏通背部经络、提升阳气的作用，可促进呼吸系统的血液循环，加快人体新陈代谢，驱散侵入肺部的寒气，从而达到祛寒止咳的目的。

1. 将水烧沸，待温度降至 60 ~ 70℃。
2. 取事先准备好的热水袋，灌入热水。然后，用毛巾包好。
3. 让孩子躺在床上，将热水袋放在孩子的背部，盖上被子。

1. 注意热水袋的温度，裹上毛巾后，应放在额头判断温度是否适宜。
2. 为了达到更好的效果，适当调整热水袋的位置。
3. 最好是晚上热敷，孩子要睡觉的时候。
4. 热敷时间不宜过长，30 分钟左右最为适宜。

常揉三大穴，揉掉肥大的腺样体

中医对腺样体肥大的治疗，以辨证为主，采用穴位推拿的方式，缓解症状的同时，还能调理患儿的体质。推拿按摩能明显改善呼吸道压迫引起的症状，如睡觉打鼾、张口呼吸、睡眠呼吸暂停等。不仅减少患儿腺样体肥大的危害，而且免去手术之苦。

扫一扫，看视频

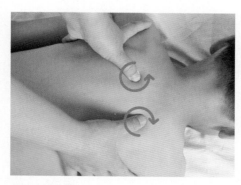

揉肺俞

〔**取穴**〕第三胸椎棘突下，旁开1.5寸，左右各一穴。

〔**方法**〕用两手拇指按揉孩子肺俞穴100次。

〔**功效**〕补肺益气，止咳化痰，缓解鼻塞。

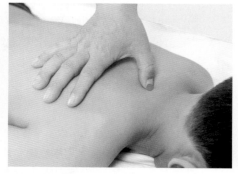

揉大椎

〔**取穴**〕后背正中线上，位于第七颈椎与第一胸椎棘突之间。

〔**方法**〕用拇指揉孩子大椎穴30~50次。

〔**功效**〕清热解表，改善腺样体肥大。

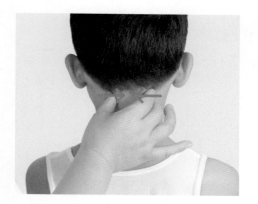

拿风池

〔**取穴**〕在颈后面的发际位置，位于头后面大筋两旁与耳垂平行凹陷处。

〔**方法**〕用拇食二指指腹提拿孩子风池穴50~100次。

〔**功效**〕疏通经络，调理流涕。

李爱科谈孩子个子高、颜值高、视力好

改善腺样体肥大的自然疗法

孩子能够正常生长发育，在中医看来，是"阳气"在发挥作用，养孩子关键是"护阳"。若孩子的"阳气"时常被"寒气"攻击，就会出现鼻炎、腺样体肥大等病症。

阳气不足，百病生

当孩子阳气不足时，身体动力也会不足，就会影响脾的运化，出现痰多、消化能力弱等情况。《黄帝内经·素问》里又说："阳者卫外而为固也。"阳气，还可以理解为人体抵御外邪的能力。

阳气不足的孩子，极易受到寒邪侵袭。当寒气在体内化湿、淤积，就容易导致腺样体肥大、扁桃体肿大等慢性病，表现为呼吸不畅、反复咳嗽、发热等症状。

适时晒太阳，养出好体质

在中国的节气里，理论上冬至是一年当中最寒冷的时候。过完冬至，阴寒开始消减，阳气开始生发，所以在冬至后补充阳气，是顺应自然规律的表现，也是全年补阳气和进补最好的时候。孩子可以每天晒太阳30分钟左右。

补益肺阳，改善腺样体肥大

中医认为，孩子肺阳虚，若长时间受寒气侵袭，肺气虚抵抗力就会下降，从而反复感冒流涕。腺样体和扁桃体是孩子在12岁之前的主要免疫系统，在孩子生病期间，腺样体和扁桃体会生理性肿大，如果孩子反复感冒就会刺激腺样体和扁桃体，久而久之变为病理性肥大，也就是腺样体肥大。

中医认为"动则生阳"，补益肺阳可以通过运动的方式。比如可以让孩子玩跳绳、跳高的游戏，还可以通过慢跑、散步等运动来补充肺阳。

抽动秽语，让孩子的颜值和气质大打折扣

引起小儿抽动秽语有两大祸首

小儿抽动秽语综合征的临床特征为慢性、波动性、多发性的运动肌（头、面、肩、肢体、躯干等肌肉）不自主抽动，伴有不自主的发声性抽动和言语障碍，以及心理、行为障碍。

● 抽动秽语综合征的病因

先天因素	妈妈妊娠期间的健康状况，特别是精神状况不佳；难产、早产、剖宫产所致小儿颅脑外伤或缺血、缺氧，使患儿身体虚弱、阴阳失调
后天因素	饮食不当，营养不良，可造成小儿气血亏虚，心肝失养，血脉不畅；情感不舒，精神抑郁，可造成肝气郁结，肝郁日久，化火动风；情绪过于激动，阳亢无制；婴儿期的各种疾病。以上均可造成气血逆乱，心神失养

● 抽动障碍临床表现

1. 运动型抽动：由躯体某些部位的单一抽动到多个部位或肢体的复杂复合抽动。起病通常从头面部肌肉的抽动开始，逐渐转向肩颈部、四肢、躯干部。多表现为眨眼、摇头、努嘴、弄鼻、皱眉、点头、仰头、伸舌、舔嘴、耸肩、斜颈、搓手、握拳、举臂、踢腿、踮脚、收腹、挺胸、扭腰等，也有做"鬼脸"等其他复杂的行为。

2. 感觉型抽动：一般出现在运动性抽动或发作性抽动之前，患儿身体局部有不适感，如压迫感、眼睛干涩不适、扭痛、鼻痒、躯体痒感、出汗、冷热刺激等时发生抽动，亦可为非局限性、无特异的抽动，如冲动和焦虑时发生抽动。

薄荷绿豆浆清肝火，缓解孩子频繁眨眼

频繁眨眼睛是抽动症的症状之一，38%～59%的患儿以眨眼为首发症状，但常常被家长忽略，或误以为这是孩子的习惯性"小动作"。部分患儿的抽动症病情会加重，出现其他部位的无意识抽动，如皱额、歪嘴、耸肩等，以及注意力不集中和行为改变。

中医认为，孩子若脾虚，肝就容易上火，而肝主筋，开窍于目，所以病症表现为眨眼和不能自主的抽动。

● 薄荷疏散风热，绿豆清热解毒，清肝火效果好

薄荷性味辛凉，入肺、肝经，具有疏散风热、清利头目、利咽透疹、疏肝行气的功效。薄荷有助于开胸散结，专攻于宣散上焦、半表半里散不出来的郁结火气。绿豆性寒，有清热解毒的功效，可以清泻孩子身体内多余的肝火。用绿豆和薄荷一起煮汤或打豆浆，清热解毒、去肝火的效果更好，有利于缓解孩子肝火旺盛引起的抽动、眨眼。

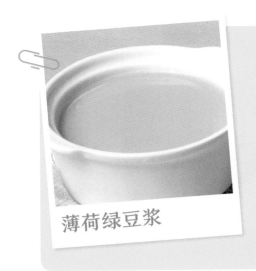

薄荷绿豆浆

材料 绿豆50克，薄荷叶适量。

做法

① 绿豆洗净，泡发；薄荷叶洗净。

② 绿豆和薄荷叶一起倒入豆浆机中，加水制成豆浆即可。

用法 每天午餐后1杯。

功效 清热解毒。

咽喉"嗯嗯"连声扬，温胆汤来帮忙

有的孩子自觉嗓子有东西，感觉清清嗓子会舒服点，就会发出不停的"嗯嗯"声。有的孩子用点利咽的药物，情况就会好转，但停了药又会反复。

● 咽炎和抽动障碍都会有清嗓子动作，怎么区别

咽炎患儿常自觉咽部干痒不适、异物感，且频繁清嗓发出"嗯嗯"声，部分患儿伴有刺激性咳嗽，有的无咽部不适感。其局部体征为咽部黏膜慢性充血，咽后壁黏膜萎缩（或肥厚）、慢性充血，淋巴滤泡增生等。而抽动障碍除有抽动症状外，一般查体无异常。

● 清嗓子和脾虚有关

从中医角度看，肝气不疏会导致肝木横逆克脾土，从而影响消化系统，消化系统无法吸收营养物质，身体就会缺乏营养，容易导致正气不足，外邪易入侵。另外，"脾开窍于口，其华在唇"，所以清嗓子、努嘴、怪叫等症都和脾虚有关系。

● 温胆汤疏利胆气，健运孩子的脾

脾脏是产生痰、湿的源头，当孩子脾气不足水湿就会滞留。温胆汤中，法半夏和竹茹有祛痰湿的功效；枳实是个行气的药，可用"气"把"痰"推走；陈皮和茯苓具有健脾理气祛湿的功效。所以温胆汤的配伍三管齐下，可以说是抓住了孩子嗓子不舒的"根"。孩子脾脏的功能强了，痰和湿自然就解决了。

温胆汤这个方子着眼于疏利胆气、通降胃气、健运脾气，胆带着胃和脾通力合作，从根本上消除体内多余的痰湿。

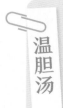

温胆汤

材料	茯苓10克，陈皮、法半夏、竹茹、枳实、炙甘草、乌梅各6克，红枣1枚。
做法	将上述材料煮水，放温泡脚。如果舌苔白厚腻，可以加入生姜5片；如果舌质红，舌苔黏腻、微黄，则不必加生姜。
用法	晚上睡觉前泡20分钟。
功效	理气，除痰湿。

山药茯苓山楂汤，缓解扭头耸肩

中医认为，孩子"肝风内动"，会有扭头、耸肩、眩晕、抽搐等一些奇怪的表现。

● 肝风内动，孩子就容易扭头耸肩

肝气不疏是造成肝风内动的主要原因之一。很多家长会问，整天好吃好喝的伺候着，怎么小小年纪还会肝气不疏呢？其实孩子本身并不会给自己那么大压力，但是来自父母、老师的压力以及家庭矛盾冲突都会影响孩子。孩子心理承受能力及调控能力本来就较差，加上坏情绪不得宣发导致肝气不疏、气机失调。时间长了，就会演变成肝郁气滞，肝木克制脾土，从而导致脾虚土衰。肝主筋，开窍于目，肝风动，则出现眨眼、耸肩、头摇等表现。调理以健脾疏肝为主。

● 健脾疏肝，山药茯苓山楂汤效果好

太子参可补气生津，调理脾气虚弱；山药可补养脾肺；茯苓可健脾和胃，宁心安神；焦白术补气健脾；山楂可行气消滞；蝉蜕可疏风清热、平肝火；薏米可健脾祛湿；当归可补养肝血；黄精可补脾益气；炙甘草调和诸药。用上述药材煮成汤剂，可健脾益气、养血疏肝，有利于调理孩子扭头耸肩等抽动症状。

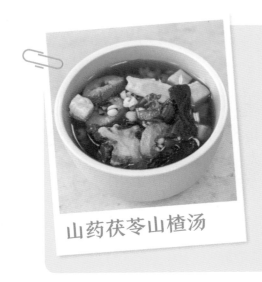

山药茯苓山楂汤

材料 太子参、山药、茯苓、焦白术、山楂、蝉蜕、薏米、当归、炙甘草、黄精各6克。

做法 水煎30分钟。

用法 每天服用1次，每周建议服用2~3次。

功效 健脾益气，养血疏肝。常用于气血亏虚、肝风内动引起的小儿抽动症。

推拿止抽动，两清一揉很有效

事实上，很多小儿抽动症都和肝脾运化不当有关，尤其是久病者，都需要调理脾胃、疏肝健脾。

扫一扫，看视频

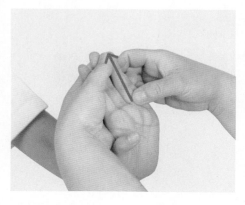

清肺经

〔**取穴**〕无名指掌面指尖到指根成一直线。

〔**方法**〕用拇指指腹从孩子无名指指根向指尖方向直推肺经100次。

〔**功效**〕疏风解表，缓解抽动。

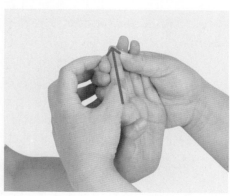

清肝经

〔**取穴**〕食指掌面指根到指尖成一直线。

〔**方法**〕用拇指指腹从孩子食指指根向指尖方向直推100次。

〔**功效**〕熄风，解郁除烦。

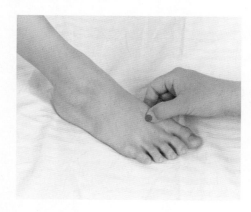

揉太冲

〔**取穴**〕足背侧，第一、二跖骨结合部之前凹陷处。

〔**方法**〕用拇指指腹揉孩子太冲穴100~200次。

〔**功效**〕补肝泻火，调理抽动症。

李爱科谈孩子个子高、颜值高、视力好

过敏，
不容忽视的致丑因素

孩子为什么会被过敏盯上

中医认为，肺主皮毛，季节交替，冷热空气转换，易导致孩子呼吸系统循环不畅，对食物、气候等外在因素适应性降低，引发皮肤过敏。

• **季节性过敏的原因**

春季皮肤过敏

春天各种灰尘、花粉和植物孢子容易黏附在孩子的皮肤上，随着气温升高，皮肤分泌油脂增多，加之春季多风，就容易发生瘙痒、干燥、脱屑、发红等症状，即过敏性皮炎。

夏季虫咬性皮炎

虫咬性皮炎多发生在夏天，这是由于春夏之际，蚊虫苏醒、活跃。另外，由于气温逐渐升高，皮肤裸露在外的机会也增加了，给了蚊虫可乘之机。

秋冬季皮肤过敏

秋冬季节气候干燥，人体抵抗力下降，容易对温度、空气中灰尘的刺激产生过敏反应。

预防过敏，要远离这些过敏原

由于婴幼儿免疫系统还处于发育过程中，应对确认的过敏原及时回避，随着婴幼儿免疫系统的逐渐成熟，过敏情况会有所好转乃至完全消失。

● **常见过敏原有哪些**

吸入性过敏原	食入性过敏原	接触性过敏原
花粉、动物毛皮屑、尘螨、霉菌、烟尘等。	海产品、牛奶、蛋类、肉类、坚果、某些水果、某些药物等。	化妆品、清洁剂、金属饰品、化工原料、辐射、紫外线、某些动植物等。

● **如何科学回避过敏原**

对于孩子过敏，很多家长不清楚过敏原，不知如何应对过敏原。去除过敏原就是回避引起过敏的食物，避开引起过敏的环境。

螨虫、粉尘、宠物毛过敏	去除家中地毯、挂毯、毛绒玩具等可能附着这些过敏原的物品，让孩子适当远离宠物；擦洗地面和桌面时尽量使用清水
牛奶蛋白过敏	更换为深度水解或氨基酸配方粉，不能进食任何含牛奶的食物和补充剂，更不可继续食用原奶粉或换成豆奶、羊奶
鸡蛋过敏	果断停掉鸡蛋，不能进食任何含鸡蛋的食品
真菌过敏	避免潮湿环境，避免食用菌类及其制品

一旦找到过敏原，严格回避至少 6 个月，孩子的过敏情况自然会好转。若是对某些食物过敏，可选择营养价值相当的替代品。

生姜乌梅汤，辅治过敏性咳嗽

如果孩子经常咳嗽，不伴有发热、流涕，干咳很明显，痰少或者无痰，尤其在夜间或早晨严重，影响睡眠，但白天活动时较轻，咳嗽持续1个月以上不见好转，可能是患上了过敏性咳嗽。

● 乌梅可以"引气归原"，辅治过敏性咳嗽

中医认为，人体的五脏之气，如果不走规定路线，就会出现问题。比如，肺气如果往上逆行，就会引起咳嗽。而乌梅能把人体内乱行之气收回原位，这叫理气而不伤气，既纠正了气的逆行，又不伤害人体的正气。

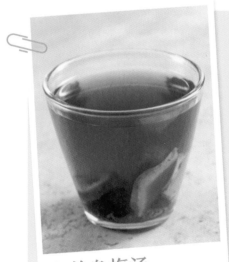

生姜乌梅汤

材料 乌梅30克，炒山楂20克，陈皮、生姜、生甘草各10克，桂花6克。

调料 白糖或冰糖适量。

做法

❶ 把乌梅、炒山楂、生甘草、陈皮、生姜洗净，放入清水中浸泡30分钟。

❷ 然后在锅中加入3000毫升的清水，再把泡好的乌梅、山楂、生甘草、陈皮、生姜一起放入砂锅中。

❸ 用大火烧开，改小火煮25分钟，放入桂花，加入适量白糖或冰糖，盖上锅盖煮5分钟左右即可。

用法 每日10～15毫升。

功效 温脾化湿，清热止渴。

玉屏风散敷肚脐，远离季节性过敏

中医认为，季节性过敏与孩子体质有关，发作的原因有脏腑功能失调、感受外邪等，以脾肺气虚为主。

● 玉屏风散健脾益气，防过敏效果好

中医认为，玉屏风散有增强免疫力、抗疲劳、抗过敏等作用。现代医学研究发现，玉屏风散具有调节人体免疫力的功效。药理实验表明，此方可以增强机体免疫功能和抗变态反应，改善微循环，抗氧化，调节细胞因子，促进细胞新陈代谢。

玉屏风散

材料	防风、黄芪各 10 克，白术 20 克。
做法	将黄芪、白术、防风按 1：2：1 的比例研成细末。
用法	用纱布包入细末，贴在孩子肚脐上，20 分钟后取下。
功效	补肺固卫，抗过敏。

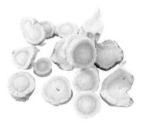

黄芪：补气血，强免疫力

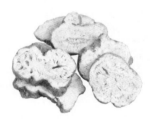

白术：健脾益气，除湿

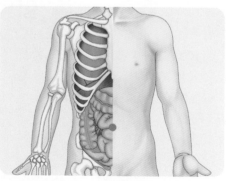

贴敷部位——肚脐（神阙）

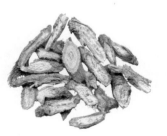

防风：祛风解表，防过敏

李爱科谈孩子个子高、颜值高、视力好

推拿四经穴强体质，过敏不打搅

扫一扫，看视频

中医认为，引起反复过敏的一个主要原因是脾胃不和、肺气弱，因此，防治过敏的首要任务在于增强体质。平时在孩子手部的四个穴位进行推拿，能起到增强体质的效果。这四个穴位分别是脾经、肝经、肺经、肾经，称之为"四经穴"。

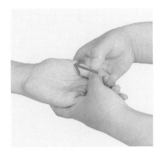

补脾经

〔**取穴**〕拇指桡侧缘指尖到指根成一直线。

〔**方法**〕用拇指指腹从孩子拇指指尖向指根方向直推 100 次。

〔**功效**〕强健脾胃，增强体质。

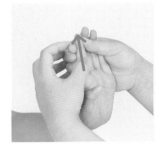

清肝经

〔**取穴**〕食指掌面指根到指尖成一直线。

〔**方法**〕用拇指指腹从孩子食指指根向指尖方向直推 100 次。

〔**功效**〕清肝泻火，降气化痰。

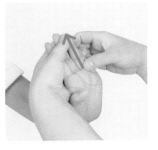

补肺经

〔**取穴**〕孩子无名指掌面指尖到指根成一直线。

〔**方法**〕用拇指指腹从孩子无名指指尖向指根方向直推 100 次。

〔**功效**〕补益肺气，增强免疫力。

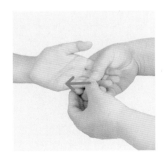

补肾经

〔**取穴**〕小指掌面指尖到指根成一直线。

〔**方法**〕用拇指指腹从孩子小指尖向指根方向直推 50 次。

〔**功效**〕补肾固本，平喘强体。

注意！孩子挑食可能是食物过敏

挑食是让许多家长感到头痛的问题。其实，孩子挑食，可能是食物过敏引起的。对于一些导致过敏的食物，孩子吃完后出现过敏反应，觉得不舒服，自然就不喜欢吃了。如果家长不明就里，仍然想办法让孩子吃，甚至是逼迫孩子吃，往往会加重孩子的厌恶心理，对这类食物越来越抗拒。因此，在孩子出现挑食的时候，切不可认为这只是孩子饮食习惯不好，强行纠正，还要考虑食物过敏的可能。

排查食物过敏原的 3 个要点

1

从孩子常吃、爱吃的食物开始

引起过敏反应的食物有很多，可以先从孩子最常吃、爱吃的食物开始筛选过敏原，比如乳制品、小麦、蛋清、花生酱、玉米、黄豆等。引起孩子过敏的食物大多为乳制品，所以建议如果没有发现其他更加值得怀疑的食物，可从乳制品开始。

2

考虑到相关的环境因素

除了食物之外，外部环境也容易引发过敏，如花粉以及装修时的刺激性物质，也是常见过敏原。在排查过敏原时，应考虑到这一点。

3

从单一食物入手

由于食物品类繁多，一些食物成分较为复杂，且较为相近，因此排查时，家长最好从成分比较单一的食物下手，如牛奶。而不要选择成分较为复杂的食物，如罐头。因为成分较为复杂的食物可能存在多种潜在过敏原，难以判断导致过敏的元凶。

除此之外，对孩子容易发脾气、晚上经常会醒来等行为上的变化也要记录下来。这些都是判定孩子食物过敏的证据，带孩子到医院检查时，对帮助医生诊断很有益。

李爱科谈孩子个子高、颜值高、视力好

吃的温、杂、全，
孩子气色好、精神佳

吃对食物，才能为孩子颜值加分

正确的饮食习惯和饮食选择，对于改善孩子面色很有帮助。生活中，家长要学会根据孩子的面色和皮肤表现，来选择适合孩子吃的食物。

● 清热食物：应对孩子面色潮红、口舌生疮、皮肤红疹

孩子代谢旺盛，生活中最常见的就是上火。当我们看到孩子有红、肿、热等上火征象时，就可以给孩子用一些有清热作用的食材。当孩子出现面色潮红、嗓子红肿、口舌生疮、皮肤红疹、耳朵红等，基本可以判断是有内热了。

常吃的清热食物

绿豆、芹菜、荸荠、冬瓜、莴笋等。

● 祛寒食物：应对孩子面色苍白、四肢寒凉

所谓祛寒，指的是祛除身体内外的寒邪。有的孩子是受了风寒，有的是吃了凉东西，还有的可能本身是虚寒体质，不管属于哪一种，吃偏温热的食物，对寒邪就有很好的平衡作用。当孩子出现寒象，如面色苍白、不出汗、四肢冰冷、咳白痰等现象，就可以判断是受凉了或有内寒了。

常吃的祛寒食物

生姜、香菜、韭菜、红糖、核桃仁、羊肉等。

● 滋阴食物：应对孩子口唇干裂、皮肤干燥

好比森林大火需要瓢泼大雨才能浇灭，干裂的农田需要蒙蒙细雨慢慢浸润。所谓滋阴，指的是给身体补充阴液。当孩子出现消瘦、口唇干裂、皮肤干燥、地图舌等现象时，应适度让孩子多吃滋阴食物。

常吃的滋阴食物

梨、银耳、木耳、黑芝麻、鸭肉、牛奶等。

怎样吃，孩子皮肤光滑细腻

中医认为，肺主皮毛，与皮肤联系紧密。肺又是孩子的娇脏，很容易受到风寒之邪侵袭，导致肺功能失调，皮肤自然会受影响，因此养肤要先养肺。

● 白色食物养肺益气，让孩子呼吸顺畅、皮肤好

在中医五色论中，白色入肺，多吃白色食物，能滋养肺部、润肺益气。白色食物大多具有清热、利水、利肠、通便、化痰等功效。下面推荐 4 种适合孩子养肺润肤的食材。

银耳

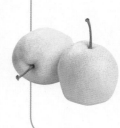

味甘、性平，可润肺、滋阴、生津，适合秋燥时节给孩子吃。通常和红枣、莲子、枸杞子等搭配，比如莲子银耳羹等，既能补气血又能润肺健脾。

大白菜

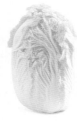

大白菜是非常实惠的养肺菜，可以清肺热、滋阴润燥。给孩子食用白菜豆腐汤、海蜇拌菜心、白菜馅饺子等，都有养肺作用。

梨

味甘、性凉，入肺、胃经，有润肺、润燥、生津的作用。梨生吃熟吃均可，煮熟更好，可降低梨的凉性，比如煮水就很不错。

莲藕

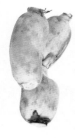

莲藕能生津润肺、健脾开胃、补益五脏。莲藕可清炒、煲汤，对孩子来说，最补的方法就是煲汤，既容易消化又有营养，关键还好喝。

● 辛味食物，帮助孩子养肺润肤

中医认为辛入肺，辛味食物可以养肺。很多人认为辛就是辣，其实在中医学里，除了辣，腥膻、味冲的食物都算"辛"，比如羊肉、大葱、韭菜等。秋天，肺气虚的孩子可多吃点辛味食物，以增强肺气。适量的辛味能刺激胃肠蠕动，增加消化液的分泌，促进血液循环，具有祛风散寒、舒筋活血的作用。

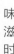

红枣——一天三枣气色好

中医认为，脾胃为气血生化之源，红枣有补益脾胃的作用，对化生气血有帮助。民间有谚语："一日吃三枣，终生不显老。"是说人的身体健康靠一身的气血，气血充沛则身体健康，气血衰败则容易生病。红枣可以帮助孩子补益脾胃，从而调养气血，改善肤色。

● 优质红枣选购窍门

选红枣，选皮色紫红，颗粒饱满且有光泽的为佳。

● 这样吃，润肺效果好

1.鲜枣可当水果直接吃，口感脆甜但不好消化。家长一定要控制孩子的食用量，每天3~5颗就行。

2.干枣适合做各种汤、羹、粥，可强健脾胃，促进消化。

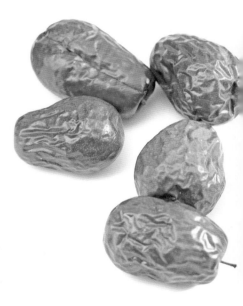

● 推荐营养搭配

红枣 + 大米	健脾，补中益气
红枣 + 枸杞子	滋肾健脾，补血

● 让孩子更爱吃的做法

红枣核桃米糊

材料 大米 50 克，红枣 20 克，核桃仁 30 克。

做法

❶ 大米淘净，清水浸泡 2 小时；红枣洗净，用温水浸泡 30 分钟，去核。

❷ 将食材倒入全自动豆浆机中，加水至上下水位线之间，按"米糊"键，煮至米糊好即可。

性味归经
性平，味甘；归心、脾、胃经

营养成分
胡萝卜素、B 族维生素、维生素 C

食用年龄
7 个月以上

推荐食用量
每日 20~30 克

哪些孩子不宜吃
大便不畅的孩子

PART 3 解决这些问题，孩子气色好、颜值高

白萝卜——养肺润肤

中医认为白萝卜有消食、化痰定喘、养肺润肤之功。常食白萝卜，可帮助孩子顺气消食，避免食滞。白萝卜在我国民间有"小人参"之美称，可见其食疗价值。

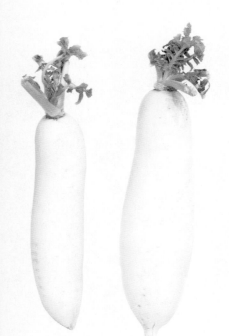

● 优质白萝卜选购窍门

表皮完整光滑，质地硬实，形状端正无畸形或无明显局部凹凸，须是直直的为佳。

● 这样吃，润肺效果好

1. 将新鲜白萝卜生吃或用醋泡，或榨汁喝，都可以促进消化。

2. 白萝卜熟吃有益胃降气之效，将萝卜子、萝卜叶、萝卜根等煎水服用，适合食滞腹胀的孩子。

● 推荐营养搭配

白萝卜 + 牡蛎	益胃生津

● 让孩子更爱吃的做法

性味归经
性凉，味辛、甘；归肺、胃经
营养成分
膳食纤维、钙、钾、维生素C
食用年龄
6个月以上
推荐食用量
每日50~100克
哪些孩子不宜吃
阳虚腹泻的孩子不宜生吃

牡蛎萝卜丝汤

材料 白萝卜200克，牡蛎肉50克。

调料 葱丝、姜丝各10克，盐2克，香油适量。

做法

❶ 白萝卜去根须，洗净，切丝；牡蛎肉洗净泥沙。

❷ 锅置火上，加适量清水烧沸，倒入白萝卜丝煮至九成熟，放入牡蛎肉、葱丝、姜丝煮至白萝卜丝熟透，用盐调味，淋上香油即可。

冬瓜——餐桌上的养肺美肤佳品

冬瓜归肺经，有清热解暑、润肺生津的功效，可帮助孩子清肺排毒。

● 优质冬瓜选购窍门

挑选冬瓜时，用指甲掐一下，皮较硬，肉质致密，种子已成熟变成黄褐色的冬瓜口感好。

● 这样吃，润肺效果好

1. 清蒸冬瓜，滋润皮肤，吸收好。
2. 将鲜冬瓜洗净，捣烂取汁液直接饮用即可。在炎热的夏季饮用，可预防中暑、缓解暑热给肺部和呼吸道带来的不适。

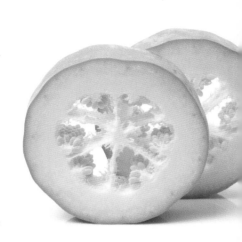

● 推荐营养搭配

冬瓜 + 胡萝卜	补肺气，增强免疫力

● 让孩子更爱吃的做法

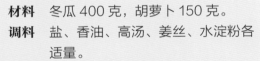

清蒸冬瓜球

材料 冬瓜 400 克，胡萝卜 150 克。

调料 盐、香油、高汤、姜丝、水淀粉各适量。

做法

❶ 冬瓜去皮、瓤，用挖球器挖出球状；胡萝卜洗净，切薄圆片；将盐、高汤、水淀粉制成调味汁拌匀备用。

❷ 将冬瓜球、姜丝、胡萝卜片一起放入碗中，加入调味汁拌匀，再放入蒸锅蒸 10 分钟。

❸ 将汤汁倒出，淋入香油即可。

性味归经
性微寒，味甘、淡；归肺、胃、膀胱经

营养成分
膳食纤维、钾

食用年龄
7 个月以上

推荐食用量
每日 50~100 克

哪些孩子不宜吃
受寒腹泻者

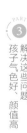

PART 3 解决这些问题，孩子气色好、颜值高

银耳——滋阴养肺的"白耳朵"

银耳中含有多糖物质，对支气管炎、肺部感染等有食疗作用。银耳有滋阴润肺作用，长期食用可以润肤。

• 优质银耳选购窍门

优质银耳较干燥，色泽洁白，肉相对厚，无酸、臭、异味等。

• 这样吃，润肺效果好

煮粥吃，好吸收。小米半碗，干银耳半朵，枸杞子一小把，放在一起煮粥，可滋阴养肺。

• 推荐营养搭配

银耳 + 莲子	润肺护肤

• 让孩子更爱吃的做法

性味归经
性平，味甘；归肺、胃、肾经
营养成分
多种维生素、多糖、膳食纤维
食用年龄
8 个月以上
推荐食用量
每日 10~20 克
哪些孩子不宜吃
风寒感冒者

冰糖银耳莲子汤

材料 去心莲子 80 克，干银耳半朵。

调料 桂花、冰糖各少许。

做法

① 莲子泡发后用温水洗净，倒入碗中，加水没过莲子，上屉蒸 40 分钟，取出备用。

② 银耳用温水泡软，去根蒂，洗净，撕小朵，上屉蒸熟备用。

③ 锅中倒入清水，加入桂花、冰糖烧沸，将浮沫撇净，放入银耳烫一下，捞入碗中，然后将蒸熟的莲子沥去原汤放入碗中即可。

李爱科谈孩子个子高、颜值高、视力好

梨——补水润肺的"先锋官"

中医认为，梨可以滋养肺阴，清喉降火，生津止渴。秋天或是空气干燥的时候，让孩子多吃梨可以润肺抗燥。

● 优质梨选购窍门

梨皮薄而细，没有病虫害、疤痕或外伤者，为品质好的梨。

● 这样吃，润肺效果好

1. 生吃梨对急性气管炎和上呼吸道感染患者所出现的咽喉干、痒、痛，音哑，痰稠，便秘，尿赤等症状有良好的食疗效果。

2. 梨和荸荠煮水喝。因热病引起的口干燥咳、身热烦渴，可用梨 30 克、荸荠 30 克、桑叶 10 克煮水，有滋阴、清热、镇咳的效果。

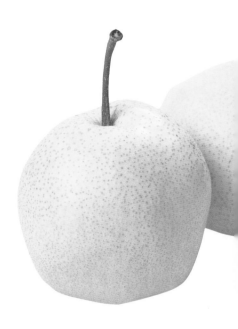

● 推荐营养搭配

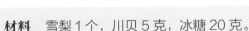

梨 + 川贝	滋阴润燥，止咳

● 让孩子更爱吃的做法

川贝冰糖炖梨

材料 雪梨 1 个，川贝 5 克，冰糖 20 克。

做法

① 将雪梨洗净，从顶部切下梨盖，再用勺子将梨心挖掉，中间加入川贝和几粒冰糖。

② 用刚切好的梨盖将梨盖好，拿几根牙签从上往下固定住。

③ 将梨放在杯子或大碗里，加水，放锅中炖 30 分钟左右，直至整个梨成透明状即可。

性味归经

性凉，味甘、微酸；
归肺、胃经

营养成分

胡萝卜素、维生素 C、钾、膳食纤维

食用年龄

7 个月以上

推荐食用量

每日 50～100 克

哪些孩子不宜吃

胃寒腹泻的孩子忌食生梨

盘点孩子颜值的认识误区

剃胎发，会让孩子头发浓密

关于老人常说的多给孩子剃头发、剪眉毛，可以使孩子头发、眉毛变得乌黑浓密，这种说法目前没有科学依据。

因为头发、眉毛都是没有生命活力的细胞，头发的生理特征和功能主要取决于头皮表皮以下的毛乳头、毛囊和皮脂腺等。

另外，孩子头发的浓密程度、生长范围、颜色和曲卷程度等主要由遗传因素决定。

3 岁内头发偏少并不意味今后头发就偏少。头发生长需要时间，虽然有些婴儿刚出生时头发浓密，但随着生长也会逐渐脱落、变稀。只要不是大面积脱落则无须就医。

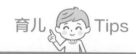

育儿 Tips

头发稀疏是因为疾病吗

头发稀疏大多都不是疾病原因，只需等待！有的孩子头发稀少与疾病有关，这些孩子会同时伴有情绪不稳定、味觉异常、体重减退等症状。

孩子头发稀少不要一味认为是缺乏营养，只要孩子未出现其他伴随症状，可先观察。

• 让孩子头发又黑又亮，这样做

晒太阳	很多家长都知道孩子多晒晒太阳可以补钙，殊不知，多晒晒太阳也可以促进头皮发育和头发的生长
梳头	经常梳头可以促进脑部的血液循环和头皮的新陈代谢，能起到很好的养发作用
充足的睡眠	充足的睡眠是孩子健康成长发育的保证，当然也是头发健康生长的基础，所以一定要保证孩子有充足的睡眠

睡平头，头形会更好看

在我国部分地区流行着"给新生儿睡平头"的做法，所谓"睡平头"，就是让孩子的头形变得扁平，把枕部睡平。

● 给孩子"睡平头"是对孩子的强制

"睡平头"的过程必须强制，这就等于剥夺了孩子对舒适睡眠的体验。要知道每个新生儿都会找到自己特有的舒适体位，"睡平头"的过程难免干扰新生儿寻求舒适体位的需求，对一个只能用哭声表达不满的新生命，任何强制措施都是违反自然规律的。这种强制措施会令孩子烦躁、哭闹、挣扎着变化体位，严重影响孩子睡眠质量。

其实头部形状受遗传学影响最大，在给孩子布置床铺的时候要提供一个舒适、安全、安静的睡眠环境。对于小婴儿，当孩子睡 1~2 小时后，家长要适当给他翻身。

每天可以让孩子趴睡一会儿，但必须有人陪同。

反对使用硬枕头，长期仰睡及用枕不当，强行压迫小脑部位，会使枕骨变形。

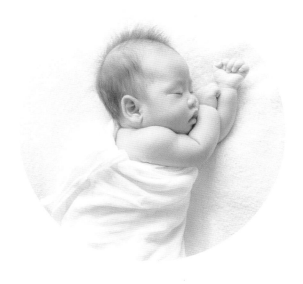

捏鼻梁，鼻梁会变高变挺

一些家长觉得从小给孩子捏鼻梁，长大后就能拥有挺拔的鼻梁。这基本不可能！

● 孩子的鼻梁高低由基因决定

鼻梁的高低是由上颌骨和鼻骨外凸程度决定的，孩子出生后鼻子大小、鼻梁高低跟遗传基因有很大关系，这种影响会一直持续到成人阶段。

刚出生的孩子基本上都是塌鼻梁，到了1岁之后，前卤开始闭合，面部骨骼才开始发育，这时孩子的鼻梁会慢慢变高。要等到孩子过了青春期，鼻梁才会发育完全。

● 捏鼻梁可能会造成哪些危害

诱发中耳炎

人体鼻腔和耳的鼓室之间有一条很细的管道叫咽鼓管，婴幼儿的咽鼓管不像成人那样是弯曲的，而是直的，并且比成人的短、粗，位置也更低。

随意捏孩子的鼻子，很容易让鼻腔的分泌物经咽鼓管流到耳朵的鼓室，诱发中耳炎。

形成斗鸡眼

孩子的视力并不是一出生就发育完全的，出生2个月后，其视力会增强，能注意周围的人和物。

如果这时候给孩子捏鼻梁，孩子会下意识地看或者抵触爸爸妈妈的手，时间一长可能会导致孩子形成斗鸡眼或斜视。

诱发呼吸道疾病

婴幼儿的鼻腔比成人短，后鼻道狭窄，血管含量丰富。

如果频繁给孩子捏鼻梁，会影响孩子的呼吸，损伤鼻腔黏膜和鼻腔内毛细血管，更容易诱发过敏性鼻炎及上呼吸道感染。

乳汁涂脸，皮肤会更白嫩

家里老人常说："用母乳直接涂脸，孩子皮肤好。"有些妈妈试着给孩子用母乳涂脸，结果孩子却成了"大花脸"。

● 母乳不是护肤品

以前认为"母乳涂脸可以让皮肤白嫩"，是因为当时缺少护肤品，而母乳中的主要成分是水、脂肪、蛋白质等，有一定的滋润作用。

母乳虽然有营养，但母乳分子质量较大，直接涂抹到皮肤上，其中的营养物质并不能被皮肤吸收。母乳中含有丰富的蛋白质、脂肪和糖，是细菌生长繁殖良好的培养基，会增加孩子皮肤感染的风险。

新生儿皮肤娇嫩、血管丰富、皮肤通透性强，这些特点都为细菌通过毛孔进入体内创造了有利条件。另外，孩子皮肤抵抗能力也比成年人弱，母乳涂在皮肤上，容易造成汗腺、毛孔堵塞，使汗液、皮脂分泌排泄受阻而形成毛囊炎，甚至引起毛囊周围皮肤感染。

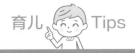
育儿 Tips

如何科学护理孩子的肌肤

1. 给孩子洗脸、擦脸时，要用柔软的纱布或毛巾温柔地把脸部清洗干净，特别是五官部位。洗脸用清水即可，水温最好控制在 35℃左右。

2. 建议给孩子使用儿童专用护肤品，优先选择天然成分、乳液细腻且不含酒精和香精的产品。

3. 外出时做好防风防晒工作。

4. 发现孩子皮肤有问题，应及时去医院就诊，千万不能擅自用药，以免病情进一步恶化。

李大夫直播间
家长最关心的育儿问题

1 当孩子被诊断为多动症时，父母该如何帮助孩子改善？

当孩子被诊断为多动症时，父母的耐心引导非常重要，不能对孩子要求过高，可适当降低标准，更不要呵斥孩子，要培养孩子的自尊心和自信心；另外，要加大孩子的运动量；同时，要锻炼孩子的注意力，可以通过看书、听故事，逐渐让孩子的注意力时间延长；最后，还要保证充足的睡眠，培养有规律的生活习惯。

2 孩子老揉眼睛，是过敏吗？

如果孩子不是因为异物入眼，总是反复揉眼睛，或者有挤眼、皱鼻的习惯，家长就该警惕孩子是不是过敏性体质，有可能是过敏性结膜炎。过敏性体质的孩子大多脾虚。如果发现孩子老揉眼睛，就要重视健脾益气。

3 近期发现孩子两眼之间的部位有青筋，是什么原因？

两眼中间的鼻梁处也叫山根，很多长期脾虚的孩子在这个地方就会有青筋，或者青青紫紫若隐若现。

"山根，足阳明胃脉之所起。大凡小儿脾胃无伤，则山根之脉不现"。即若孩子脾胃功能正常，则山根是不会显现出来的。如果发现孩子山根处有青筋，甚至额头、太阳穴有小血管显现，这样的孩子大多都是脾虚比较严重的，反复积食，动不动就生病，不长肉，瘦瘦黄黄的。青筋越多，脾虚就越严重。日常可以通过一些合适的食补来帮孩子健脾、补中、益气，如山药、山楂等就是不错的食材选择。

PART

4

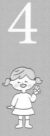

养护视力，
让孩子远离近视

规避影响孩子视力的
不良因素

扫除孩子眼睛先天发育障碍

由于遗传因素，有些孩子患有先天性白内障、倒睫等，这就阻挡或削弱了进入眼内的光线，也就剥夺了视细胞接受光刺激的机会，会影响视神经细胞发育，进而导致视觉发育受阻。

1

先天性白内障

先天性白内障是由于晶状体发育障碍所致。

对策： 如果不影响视力，症状没有加重，可以继续观察；如果影响了视力，可以选择在孩子出生后 3~4 个月内做手术，术后需要佩戴眼罩。2~3 岁时，可以根据医生建议，考虑做人工晶状体植入手术。

2

倒睫

孩子如果出现倒睫，会有流泪、怕光、疼痛、结膜充血等不适症状。一般来说，引起孩子倒睫的主要原因是先天性睑内翻及下睑赘皮。

对策： 轻度倒睫，随着儿童年龄的增长可以自愈，也可以每日通过按摩进行调理。

具体按摩方法——从眼内眦到外眦轻轻压迫眼睑边缘，使得眼睑缘外翻。

经过一段时间的按摩，轻度倒睫会有一定程度的好转。重度倒睫需要带孩子去医院诊治。

后天眼病的影响，损伤视力早规避

在视觉发育期，如果孩子有眼外伤或角膜炎、青光眼等，都可能造成视力低下，若延误诊断或治疗不当，会损伤视功能发育，导致视力减退甚至失明。因此发现问题，应及时去医院治疗。

● 角膜炎

角膜炎会伴有明显的视力减退和较强的刺激症状，给孩子的生活带来很多不便，还会影响孩子的情绪。引起角膜炎的原因可分为细菌、病毒、霉菌性等，因此在日常生活中要注意用眼卫生。

● 青光眼

儿童青光眼不仅难以治疗，还不容易发现，做检查和诊断也很麻烦。因此要做到"早发现"。

● 眼外伤

孩子的神经发育不完善，活动的稳定性较差，回避反应迟缓，容易发生眼外伤。因此，家长在日常看护中要多多注意。

日常预防措施

①孩子接触动物后要洗手。
②饭前便后要洗手。
③不要用脏手揉眼。
④食物要洗净煮熟。

如何做到早发现

①在孩子出生后，要观察孩子的两只眼睛是否一般大。如果一只眼睛大一只眼睛小，就要带孩子去看医生，排除青光眼的可能。因为儿童患有青光眼，角膜会扩大，也就是黑眼球会扩大。

②家长要观察孩子是否眼睛怕光，是否爱流泪，是否有倒睫的情况。如果有此类情况，应及时去医院检查。

③如果孩子出现一看人就低头，也要引起重视，这是因为孩子眼球扩大后，视神经比较敏感，所以会出现怕光避人的情况。

日常预防措施

①小孩子有无限的好奇心，可以说眼不停手不停。可以在家给孩子开辟游戏区，铺上软垫等。
②尽量远离烟花爆竹。
③不要让孩子跟宠物打闹。

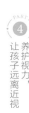

小心违背视觉发展规律的"电子早教"

为了"不让孩子输在起跑线上",很多家长过早让孩子认字、学数学、学英语等。由于现在电子产品比较普及,儿童线上教育也很发达,很多家长会选择让孩子使用电子产品(手机、电视、早教机)进行学习。

而孩子的视觉是逐渐发育成熟的。这样一来,无形中给孩子的视力发育带来隐患。

• 电子产品对孩子视觉的危害

影响视力发育,盯屏时间过长,会引发孩子视神经疲劳,甚至诱发近视。这是因为6岁前孩子视觉发育未成熟,眼球可塑性大,学习时眼肌会加重对眼球的压迫,眼轴被拉长,就会形成近视。

• 电子产品除了影响视力外,还会影响孩子的语言发育

电子产品发出的声音听多了,孩子对父母和身边人的声音就会表现得不敏感,互动交流减少,不利于孩子学说话。

电子产品屏幕上的信息变化快,孩子还来不及反应,又进入了下一个画面,这种没有"消化"过程的信息接收,就跟成年人不动脑筋看电视是一样的,长此以往,孩子有可能会失去思考能力。

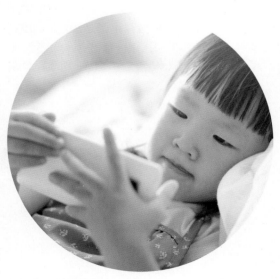

过早让孩子接受"电子早教",对视力有害无益

李爱科谈孩子个子高、颜值高、视力好

童年是改善视觉的最佳时期

一生中，人类眼睛的发育共有两个关键期，第一个是 16 岁以前的眼球和视觉发育成熟期，第二个是 45 岁以后的老花时期。而第一个时期是视觉影像发展的重要阶段。

新生儿的眼轴只有 17 毫米，而成人眼轴为 24 毫米。按规律，眼轴和远视、近视有密切关系。眼轴每短 1 毫米就增加 300 度远视，眼轴每长 1 毫米就增加 300 度近视。

这样看来，婴儿可能是高度的远视，但其角膜弯曲度和晶状体的凸度较成人大，可抵消部分的远视度数，所以婴儿的远视在 200～300 度，属于生理性远视。随着生长发育，眼球也会逐渐增大，自然眼轴也会被拉长，晶状体会逐渐变扁，角膜逐渐变平，远视度数也会逐渐降低。

孩子 6～7 岁时，婴儿期 300 度左右的远视基本消失，视力可达 1.0。但随着孩子发育的差别，孩子的视力也会出现分野（分为正视、近视、远视三种）。

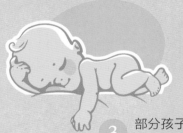

1 部分孩子是正视。

2 部分孩子眼轴发育过快，与晶状体、角膜变化不协调，成了近视。

3 部分孩子因眼轴发育过慢或晶状体变扁、角膜变平过多，婴儿期生理性远视不能全部消失而成了远视。

童年时期，孩子除了视力逐渐发育外，眼睛的融合功能、双眼协调运动功能、立体成像功能等也逐渐成熟，为以后眼睛承担光觉、色觉、立体视觉等视功能打基础。

儿童时期的先天和后天因素都可能影响视觉功能发育，导致视觉低下、弱视或失明。而视觉低下如能及早发现、及早治疗，是可以部分或全部挽回视力的，否则视力下降将影响孩子一生。

所以，童年是改善视觉的最佳时期。

特效食材来护眼，
好视力吃出来

养肝护眼，这两类食物是首选

中医认为"肝藏血、主筋，开窍于目"。肝脏的健康状况很大程度上影响着眼睛的健康。因此，可以常吃些补养肝脏的食物护眼。

● 青色食物

中医讲"青入肝"，青色食物入肝经。青色食物主要为蔬菜类。蔬菜中所含的维生素和矿物质都比较丰富，且水分含量高，对肝脏有很好的滋补作用。比如青色食物中胡萝卜素含量较高，胡萝卜素可以在人体内转换成补养肝脏的维生素A，能够有效保护眼睛，预防干眼症、视疲劳等。

需要注意的是，韭菜、香菜、大葱等可以促进肝阳生发的青色食物不可过食。尤其是在春夏两季，春天过食此类蔬菜会导致阳气生发太过，而夏季则让肝火过旺，都不利于肝脏的养护。

● 酸味食物

《素问·宣明五气篇》指出"酸入肝"，适度食用酸味食物可以养肝，补血平肝火，对保护视力有好处。

这是因为酸味食物可以敛汗、止汗、止泻、涩精、缩小便，减少人体阴液的流失，对于肝阴有补充和保护作用。适量食用酸味食物可平抑因肝阴不足引起的肝阳上亢。也就是说酸味食物可以补肝阴肝血，平肝火。

需要注意的是，酸味食物不宜食用过多，否则会伤脾胃。这是因为肝气过旺，肝木就会克制脾胃之土，脾的功能则会受损。

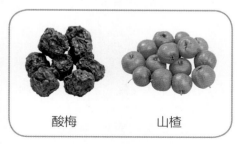

芹菜　　　菠菜　　　　酸梅　　　山楂

玉米——保护视力

玉米含有丰富的叶黄素、胡萝卜素，这些物质是强大的抗氧化剂，能够保护眼睛中黄斑的感光区域，吸收进入眼球的有害光线，从而保护视力。

● 优质玉米选购窍门

1. 鲜玉米颜色金黄，表面光亮，颗粒整齐、饱满，用指甲轻轻掐，能够掐出汁。

2. 购买玉米面时，需要将其放在手里反复捻搓几下，然后轻轻拍掉，如果手心粘满细粉状或浅黄或深黄的东西，说明玉米面里掺杂了颜料。

● 这样吃护眼效果好

1. 玉米去皮，煮熟后打碎，能更好地保留玉米的营养成分。

2. 用玉米面做粥时，加点小苏打能使其中的烟酸充分释放出来，有利于营养物质的吸收。

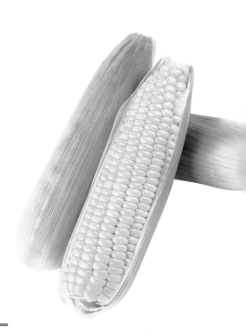

● 推荐营养搭配

玉米 + 鸡蛋	提高视力

● 让孩子更爱吃的做法

蛋黄玉米羹

材料 鲜玉米粒 100 克，鸡蛋 1 个。

做法

① 鲜玉米粒洗净，放入料理机打成蓉；鸡蛋洗净，磕开，取 1/4 蛋黄，打散。

② 将玉米蓉放入锅中，加没过食材的水，大火煮沸后转小火煮 20 分钟。

③ 转大火，倒入蛋黄液，不停搅拌至煮沸即可。

性味归经
性平，味甘；归脾、胃经
营养成分
叶黄素、胡萝卜素
食用年龄
7 个月以上
推荐食用量
每日 50 克
哪些孩子不宜吃
腹胀的孩子不宜多吃

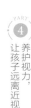

PART
4
养护视力，
让孩子远离近视

菠菜——养肝明目

中医认为，菠菜滋阴补血，去肝火。另外，菠菜中含有丰富的胡萝卜素，胡萝卜素进入体内后会转化成维生素 A，对孩子的眼睛有保护作用。

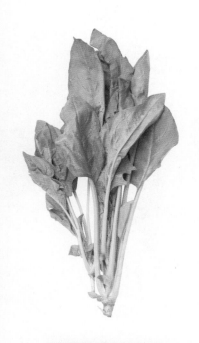

● 新鲜优质菠菜选购窍门

新鲜菠菜植株比较健壮，且整体长得比较整齐；叶子色泽浓绿、较大。

● 这样吃护眼效果好

1. 菠菜含草酸较多，有碍身体对钙的吸收。所以烹调菠菜时宜先用沸水烫软，除去草酸，以免影响身体对钙质的吸收。

2. 菠菜根是药食两用的好食材，根中含有纤维素、维生素、铁等多种营养成分，因此烹调菠菜时最好不去根，护眼效果更佳。

● 推荐营养搭配

菠菜 + 胡萝卜	促进维生素A的生成，保护视力

● 让孩子更爱吃的做法

性味归经
性平，味甘；归肝、胃、大肠经

营养成分
胡萝卜素、叶酸、维生素C、钙、膳食纤维

食用年龄
6个月以上

推荐食用量
每日 50~100 克

哪些孩子不宜吃
腹泻的孩子不宜多食

彩色蔬菜球

材料 山药50克，菠菜3棵，胡萝卜30克。

做法

❶ 山药和胡萝卜洗净，去皮，切成小块，隔水蒸熟，分别用料理机打成泥；菠菜择洗干净，放入沸水中烫熟，切碎。

❷ 将山药泥、胡萝卜泥、菠菜碎自由组合，搓成球即可。

南瓜——健眼明目

南瓜富含胡萝卜素，胡萝卜素进入身体后会转化为维生素 A，而维生素 A 能增强眼睛在昏暗环境下的视野清晰度，还能延迟视网膜色素变性所引发的视网膜功能下降。孩子常食，有利于护眼。

• 优质南瓜选购窍门

优质南瓜颜色深黄，条纹清楚粗重，有一种清香气味，且用手拍时，能发出闷声。

• 这样吃护眼效果好

南瓜与肉类搭配食用，有利于南瓜中胡萝卜素的吸收，提升护眼效果。

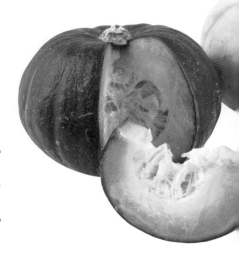

• 推荐营养搭配

南瓜 + 牡蛎	补锌，滋阴
南瓜 + 红枣	护眼明目

• 让孩子更爱吃的做法

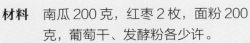

红枣南瓜发糕

材料 南瓜 200 克，红枣 2 枚，面粉 200 克，葡萄干、发酵粉各少许。

做法

❶ 南瓜洗净，去皮去瓤，蒸熟后捣成泥，凉凉后加入面粉和发酵粉揉成面团，发酵；红枣洗净，去核，切碎；葡萄干洗净。

❷ 面团发至两三倍大时，加入红枣碎、葡萄干，上锅蒸 25 分钟，凉凉后切小块。

性味归经
性平，味甘；归脾、胃经

营养成分
胡萝卜素、维生素 C、铁

食用年龄
6 个月以上

推荐食用量
每日 50~100 克

哪些孩子不宜吃
皮肤黄染、胃热的孩子不宜多食

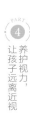

PART 4
让孩子远离近视
养护视力，

虾——促进眼睛健康发育

中医认为，虾肉肝肾同补，护眼效果佳。虾肉中牛磺酸的含量较高，牛磺酸对孩子的眼睛很有好处，可促进孩子的眼睛健康发育。

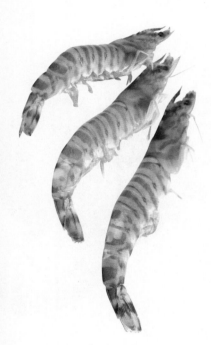

• 优质鲜虾选购窍门

新鲜的虾头尾和身体紧密相连，且虾身有一定的弯曲度；虾皮壳发亮，无异味。

• 这样吃，护眼效果好

1. 虾肉搭配西蓝花炒食，具有控糖效果，有利于降眼压，缓解视物模糊。

2. 虾肉炒豌豆，豌豆里的叶绿素和镁丰富，跟虾仁搭配炒食，可以预防视网膜黄斑病变。

• 推荐营养搭配

虾肉 + 鸡蛋	促进眼睛健康发育
虾肉 + 胡萝卜	提高视力

• 让孩子更爱吃的做法

性味归经
性温，味甘、咸；归肝、肾、胃经

营养成分
牛磺酸、蛋白质、钙、维生素 B_2

食用年龄
9个月以上

推荐食用量
每日 30~50 克

哪些孩子不宜吃
有湿疹、荨麻疹等过敏性疾病的孩子不宜食用

鲜虾小馄饨

材料 大虾6个，胡萝卜50克，馄饨皮适量。

调料 香油、盐各少许。

做法

❶ 大虾洗净，剥出虾肉，去虾线，切碎；胡萝卜洗净，去皮，切碎。

❷ 将切碎的虾肉和胡萝卜碎放入碗中，加少许香油、盐搅拌均匀，包入馄饨皮中。

❸ 锅中加水煮沸后下入小馄饨，煮熟浮起时捞出即可。

李爱科谈孩子个子高、颜值高、视力好

海带——维持视功能

海带富含硒、碘、锌等矿物质，适量摄取有助于维持正常视功能。此外，干海带上有一层"白霜"，这是海带独有的甘露醇成分，能帮助人体调节眼压。

● 优质海带选购窍门

干海带应选择叶宽厚、紫中微黄、无枯黄叶、表面有一层白色粉末状物（甘露醇）且不黏手的。

● 这样吃护眼效果好

用海带煮汤，可以将营养素保留在汤中，避免流失，使孩子能充分吸收营养。

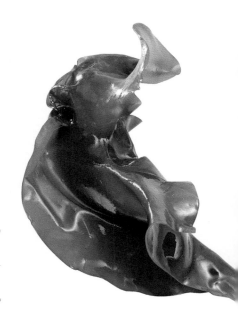

● 推荐营养搭配

海带 + 柠檬	促进眼睛健康
海带 + 排骨	调节眼压，缓解视疲劳

● 让孩子更爱吃的做法

海带排骨汤

材料 鲜海带50克，猪肋排1根。

调料 葱花、姜片各3克，盐2克。

做法

① 鲜海带洗净，切段。

② 猪肋排切段，洗净后用沸水焯烫，再用清水洗净。

③ 将排骨段和海带段一起放入锅中，加没过食材的水，放入葱花和姜片，大火煮沸后转中火煮60分钟，加盐稍煮即可。

性味归经
性寒，味咸；归肝、肾、胃经

营养成分
甘露醇、钙、碘

食用年龄
8个月以上

推荐食用量
每日10~20克（干品）

哪些孩子不宜吃
胃肠不好的孩子不宜多吃

鸡蛋——护眼又健脑

中医认为鸡蛋滋阴养血，护肝效果好。另外，鸡蛋黄中含有丰富的叶黄素和卵磷脂，能保护眼睛不受紫外线伤害。

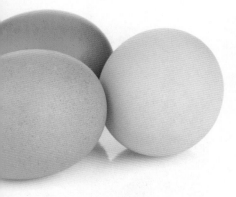

● 优质新鲜鸡蛋选购窍门

新鲜优质鸡蛋的蛋壳比较粗糙，上面附有一层霜状粉末；将鸡蛋夹在两指之间放耳边摇晃，声音实，无晃动感。

● 这样吃，护眼效果好

鸡蛋搭配枸杞子蒸成蛋羹，营养又美味。

● 推荐营养搭配

鸡蛋 + 紫菜	明目，润燥
鸡蛋 + 虾皮	保护视力

性味归经
性平，味甘；归脾、肾、胃、大肠经

营养成分
卵磷脂、DHA、蛋白质、矿物质

食用年龄
6个月以上（鸡蛋黄）

推荐食用量
每日1个

哪些孩子不宜吃
肾功能不全的孩子要慎食

● 让孩子更爱吃的做法

紫菜鸡蛋饼

材料 鸡蛋1个，紫菜2克，面粉100克。

做法

❶ 紫菜洗净，撕碎，用清水略泡软。

❷ 鸡蛋取蛋黄在碗中打散，调匀，加入面粉、紫菜碎搅拌均匀。

❸ 油锅烧热，舀一大勺面糊倒入锅中，摊匀，两面煎熟，出锅切块即可。

功效 明目，补脾和胃。

趣味小游戏，让孩子眼睛更明亮

眼球运动游戏

训练孩子眼球运动的游戏有摇摆游戏、眨眼游戏等。

● 摇摆游戏

游戏目的

孩子身体摇摆的同时移动头部，可使大脑和全身得到放松，有利于眼睛的追视运动，使视觉更清晰。

游戏方法

1 个月内孩子的摇摆游戏

1.让孩子躺在妈妈的臂弯里，妈妈做半圆形的来回摇摆，孩子的头部会前后左右移动，眼睛可以自己转动追视周围的事物（可以放黑白字卡）。

2.妈妈要左右臂轮换抱孩子，可使孩子的两只眼睛都能得到视觉刺激。

1 个月以上孩子的摇摆游戏

可以在孩子小床的上方拴上轻而柔软的彩带、玩具等，家长来回摇摆，这样孩子眼睛也会随之运动，进而锻炼孩子的视力。

● 眨眼游戏

游戏目的

眨眼游戏可滋润眼球，减少眼干涩，保护眼睛。

游戏方法

1.妈妈和孩子手拉手。

2.妈妈说拍拍手，妈妈和孩子一起拍拍手（三下），妈妈和孩子手拉手，妈妈说眨眨眼，妈妈和孩子一起眨眨眼（三下），可以持续玩几次。

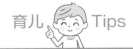

育儿 Tips

增加趣味性，让孩子积极做眨眼游戏

妈妈和孩子玩眨眼游戏时，也可以加入儿歌，更能调动孩子的积极性。

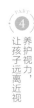

阳光浴眼游戏

眼睛只有在光线的刺激下，才能发挥看东西的作用。让孩子适当接受阳光照射，不但有助于补钙，还能放松眼部肌肉，激活视神经细胞，提高孩子的视力。阳光浴眼游戏包括画太阳花游戏、阳光色彩转变游戏等。

• 画太阳花游戏

游戏目的

让孩子感受温暖的阳光，放松眼部肌肉，激活视觉神经细胞。

游戏方法

1. 让孩子闭上眼睛，面向太阳，把太阳想象成一个巨大的太阳花。

2. 用鼻尖想象着画出太阳花的圆盘，然后转动头部，画出太阳花的花瓣、花蕊，并"涂"上自己喜欢的颜色，让孩子感受其中的快乐。时间应控制在 10 分钟以内。

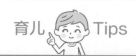

育儿 Tips

跟孩子一起玩，提高其玩耍兴趣

孩子玩阳光色彩转变游戏时，父母也可以加入进来，和孩子一起感受阳光颜色的变化，提高孩子玩耍的兴趣。

• 阳光色彩转变游戏

游戏目的

感受光线的变化，增强视觉神经细胞的发育。

游戏方法

孩子面向太阳，站或坐，享受阳光 1 分钟，再用双手遮盖眼睛，感受阳光的变化：眼前出现的阳光颜色逐渐变暗，从橙色到红色再到绛红色，最后变成深黑色。可重复 3 次。

色彩游戏

自然界中很多动物不能感知五彩的颜色，如老虎的眼中，只有黑色、白色、灰色；猿类仅能认识蓝色、黄色。人类的视觉细胞可以识别不同的颜色，能感知五彩的世界。

年龄	色觉发育
初生的孩子	只有明暗度感觉
3 个月左右的孩子	开始被黄色和红色吸引，也喜欢这两个颜色的物品
6 个月以上的孩子	开始被蓝色和绿色吸引，紫色是孩子感受最晚的颜色

孩子一般都喜欢明亮度高、纯色的玩具，这些颜色可使孩子视网膜细胞的辨色力迅速提高。提高孩子对不同颜色的感受性，促进其色觉发育。

色彩游戏包括蓝色海洋游戏、彩虹游戏等。

• 蓝色海洋游戏

游戏目的

促进孩子蓝色视觉的发育（孩子的色觉形成过程首先是红色、黄色，其次才是蓝色、绿色），放松眼部肌肉，激活视神经细胞。

游戏方法

1. 晚上，父母用蓝色的透明彩纸、蓝色的丝巾、蓝色的塑料袋等放在台灯灯泡上，营造出一个蓝色的空间。

2. 让孩子闭眼，想象自己是一条小鱼，徜徉于蓝色的海洋，周围有蓝色的珊瑚礁、蓝色的海草，前方还有一个蓝色的大宝箱，孩子打开箱子，发现了一颗发出蓝光的蓝宝石，孩子在海洋中欢快地游来游去。

• 彩虹游戏

游戏目的

训练孩子认识不同的颜色，观察孩子的色觉发育是否正常。

游戏方法

方法一

1. 父母用家用喷雾器向前方的空中喷出很多雾状水珠。

2. 孩子背对太阳，在太阳的照射下，孩子会看到一道七色彩虹，感受七彩颜色。

方法二

1. 父母用彩色小木棒排在一起，做成一架彩虹桥。

2. 孩子让自己的玩具狗、鸭子等从彩虹桥上走过，感受颜色的变化。

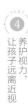

大脑游戏

视力的好坏和大脑发育也是密不可分的。如果大脑指令不能传达到眼睛或传达延迟，就会导致视力下降。所以，我们可以通过一些大脑游戏来促进孩子左右脑的平衡发育，这也是促进智力、改善视力的好方法。

大脑游戏包括大脑融合游戏、左右脑记忆游戏等。

● 大脑融合游戏

游戏目的

促进左右脑协调发育。

游戏方法

带孩子玩时，可以用树叶在地上摆出一个巨大的花朵，然后用小树叶把花朵缩小一些，再用小草把花朵再缩小一些，依次将图形尽可能缩小。右脑对图形整体把握，能观察远处物体，左脑掌握具体细节，能观察近处景物。

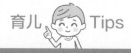

育儿 Tips

如何锻炼大脑的灵活性

引导孩子用同种玩具进行不同的玩法，并在日常生活中引导他注意观察一种物体的多种用途，以发展其解决问题的能力。如演示用钥匙可以开锁，也可以撬开奶粉罐上的铁盖，捅开饮料瓶口的纸封，还可以在泥地上画画等；筷子可用来吃饭，也可用来搅拌面糊、药液，甚至当灯笼的提手等。

● 左右脑记忆游戏

游戏目的

锻炼孩子的记忆能力，改善孩子的视力。

游戏方法

锻炼右脑记忆

和孩子一起躺在床上，闭上眼睛，一起回忆："还记得5岁去北京植物园的事情吗？""还记得去年暑假去哪里了吗？"……让孩子在放松中打开记忆之门，这样可以锻炼孩子的长期记忆能力。

锻炼左脑记忆

把各种大小、形状不同的玩具放进不透明的纸盒里，让孩子用手去摸，然后让他叙述每件玩具的形状及它们的不同，这样可以锻炼孩子注重细节的短时记忆能力。

想象游戏

想象游戏，可以让孩子放松身心，提高孩子的创造力、交际能力和视觉灵敏度。想象游戏包括食指游戏、捂眼想象游戏等。

● 食指游戏

游戏目的

将竖立在眼前的食指拉近、拉远、上下左右移动，可以达到锻炼控制瞳孔肌肉的效果。

游戏方法

1. 双眼注视前方竖立的食指。然后缓缓向上移动自己的食指至40厘米处，盯着指尖从1数到10。

2. 移动食指回到原来位置，然后用同样的方法将食指向下移动至40厘米处。

3. 恢复原位，然后将食指向右移动。

4. 恢复原位，然后将食指向左移动。

按照以上步骤练习5~6分钟。每天2~3次。

● 捂眼想象游戏

游戏目的

让视网膜细胞休息（当双眼处于黑暗中时，身心会慢慢放松，且外界光源的刺激也被暂时隔绝，视网膜会得到休息）。

游戏方法

1. 让孩子坐下来，双手捂住双眼，播放一些轻柔的音乐。

2. 让孩子选择自己喜欢的图书，家长念书给孩子听，让他跟随书中的内容，发挥想象力。

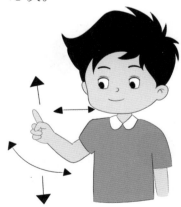

食指游戏的要点是身体放松，头不要摆动，仅活动眼睛。

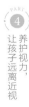

数字图案游戏

能够用眼睛迅速且清晰地捕捉到移动物体的孩子，可以说他们的动态视力非常好。

处于成长期的孩子，训练动态视力，可以使他们的行动变得敏捷、学习能力和体力得到提高，甚至可以帮助孩子形成良好的性格。

游戏目的

通过移动数字图案，让孩子快速读数，不仅有助于提高孩子的眼球运动能力，还能提高其专注力。

游戏方法

用数字标记的图案有 8 个。从数字 1 开始，单眼按 1→8 的顺序追读。

1. 一只手遮住自己的一只眼睛，用另一只眼睛追读 1~8，重复 4~5 次。

2. 同样的方法，换另一只眼追读。

3. 两只眼睛一起看。

结束后，按照 8→1 的顺序再次进行前面的练习。坚持 4~5 分钟。

习惯以后，可以随意选择自己喜欢的数字练习。这个练习不仅能够锻炼睫状肌，还能锻炼孩子的眼神。

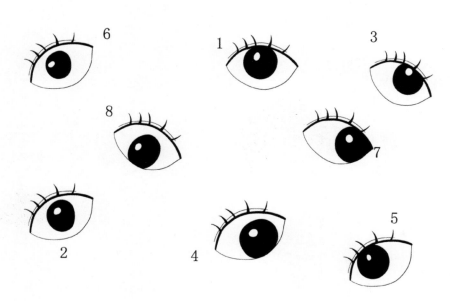

李爱科谈孩子个子高、颜值高、视力好

练视力、勤保健，视力自然好

当视力下降时，掌握一定的训练方法，锻炼眼部肌肉，有助于促进视力恢复。恢复视力的训练练习法强度并不是很大，在日常生活中随时都可以做。

眼部拍打法

眼部拍打法有助于提升视力、预防眼部疾病。
具体操作：

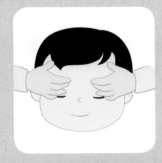

① 从额头中央到太阳穴的方向拍打眉毛5次。

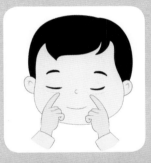

② 从眼角到眼尾的方向拍打眼睛下方1厘米处5次。

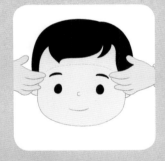

③ 从太阳穴到头顶的方向拍打头部5次。

注意：拍打时，根据自己的承受力掌握好力度。开始时要轻拍，眼睛能够感觉到有拍打的渗透力即可。之后可适当增加力度，但力度不可过大，也不可突然用力。

保持每秒拍打3次，要有节奏地进行拍打。拍打完后眼睛不要马上睁开，稍微闭一会儿再慢慢睁开。

3分钟简单推拿，
省时省力强视力

扫一扫，看视频

清肝经、揉太冲，肝火一清目自明

《黄帝内经》认为"肝开窍于目"，说明肝脏与眼睛的关系密切。经常清肝经、揉太冲穴，可以让眼睛明亮、健康。

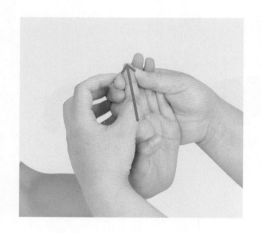

清肝经

〔**取穴**〕食指掌面指根到指尖成一直线。

〔**方法**〕用拇指指腹从孩子食指指根向指尖方向直推100次。

〔**功效**〕清肝火，明目。

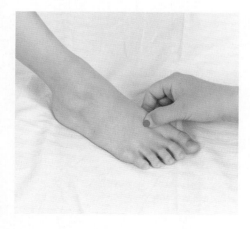

揉太冲

〔**取穴**〕足背侧，第一、二跖骨结合部之前凹陷处。

〔**方法**〕用拇指指腹揉孩子太冲穴100～200次。

〔**功效**〕清肝明目，促进睡眠。

孩子视疲劳，按摩攒竹和睛明

错误的用眼习惯很容易导致视疲劳，眼睛会出现干涩、酸胀、视物模糊等情况。经常按揉攒竹穴、睛明穴，可以有效缓解视疲劳。

扫一扫，看视频

按揉攒竹

〔**取穴**〕在面部，当眉头凹陷中，框上切迹处。

〔**方法**〕用拇指指腹按揉两侧攒竹穴 50 ~ 100 次。

〔**功效**〕疏通经络，缓解视疲劳。

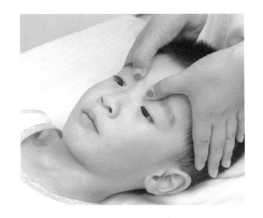

按揉睛明

〔**取穴**〕位于目内眦外稍上方凹陷处。

〔**方法**〕用拇指或食指指腹按揉孩子睛明穴 100 次。

〔**功效**〕改善视力，明目。

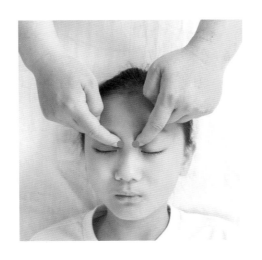

按揉四白、推坎宫，可预防孩子近视

扫一扫，看视频

近视有遗传原因，也跟不注意用眼有关，如坐姿不良、看电视时间过长等。按揉四白穴、推坎宫穴，可以养血安神、明目，预防和改善孩子近视。

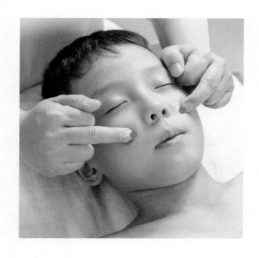

按揉四白

〔**取穴**〕孩子正坐位或仰卧位，眼睛直视前方，瞳孔直下方，沿眼眶向下约半横指，触摸到一凹陷处，按之酸胀即为四白穴。

〔**方法**〕用食指或中指指腹揉按四白穴至有酸痛感，1~3分钟。

〔**功效**〕通经活络，散风明目。

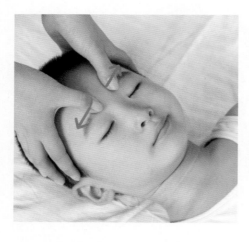

推坎宫

〔**取穴**〕从眉心沿眉毛两侧至眉梢的一条横线，左右对称排列。

〔**方法**〕用两拇指指腹自眉头向眉梢分推坎宫穴100次。

〔**功效**〕醒神明目。

李爱科谈孩子个子高、颜值高、视力好

预防孩子假性近视，常按睛明、太阳、风池

中医认为假性近视，多因先天禀赋不足，后天发育不良，劳心伤神，使心、脾、肝、肾不足，脏腑功能失调，以致目系失养，功能减退是其发生发展之本。推拿调理假性近视以补养气血，通经明目为主。

扫一扫，看视频

按揉睛明

〔**取穴**〕位于目内眦外稍上方凹陷处。

〔**方法**〕用拇指或食指指腹按揉孩子睛明穴100次。

〔**功效**〕清肝明目。

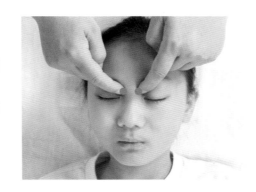

揉太阳

〔**取穴**〕眉梢和外眼角连线中点后方的凹陷处。

〔**方法**〕用两手拇指指腹向耳方向运孩子太阳穴2分钟。

〔**功效**〕明目。

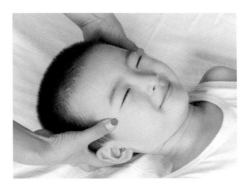

拿风池

〔**取穴**〕在颈后面的发际位置，位于头后面大筋的两旁与耳垂平行凹陷处。

〔**方法**〕用拇食二指指腹提拿孩子风池穴50～100次。

〔**功效**〕明目聪耳。

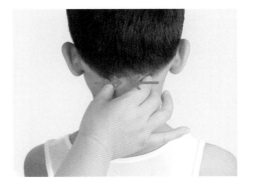

好用小验方，阻击眼睛不适

眼干、眼屎多，釜底抽薪是关键

中医认为"肝开窍于目"，只有肝血充足的人，眼睛才会神采奕奕。当孩子出现眼干、眼屎多的情况，可能是肝脏气血不足导致的肝火旺。主要调理应以清泻肝火为主。

● 绿豆泻肝火，清热明目效果好

绿豆性凉、味甘，归心、胃经。具有清热降火、明目的作用，能有效去肝火。另外，根据中医"五豆补五脏"的说法，绿豆属于绿色、入肝经，可以养肝护肝。因此，当孩子出现眼干、眼屎多时可食用绿豆辅治。

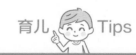

育儿 Tips

避免眼睛干涩，多喝菊花茶、枸杞茶

肝脏休息不好，眼睛就会干涩、无神，因此注重眼睛的保养其实就需要养肝。平常可用枸杞子、菊花泡水喝，枸杞子能滋补肝肾、益精明目，菊花可以清肝火、明目，二者可以分别单独泡水喝，也可以一起泡水喝。需要注意的是，菊花和枸杞子的用量不要超过 2 克。

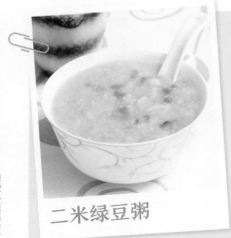

二米绿豆粥

材料 小米 50 克，绿豆、大米各 30 克。

做法

❶ 大米、小米分别淘洗干净，大米用水浸泡 30 分钟；绿豆洗净，提前浸泡 8～10 小时，洗净，放入蒸锅中蒸熟。

❷ 锅置火上，倒入适量清水烧开，放入大米、小米，大火煮沸后改用小火煮 30 分钟，加入蒸好的绿豆，稍煮片刻即可。

用法 早晚趁热各喝 1 碗。

功效 清泻肝火，滋阴明目。

李爱科谈孩子个子高、颜值高、视力好

168

预防红眼病，这样做很重要

"红眼病"医学上称为"急性结膜炎"，多是由微生物感染所致的一种急性、流行性结膜炎症。此病传染性较强，常会在家庭和集体中爆发流行，多发生于春夏季节。常见症状为结膜充血、眼睛发红、眼睑肿胀、流泪怕光、不敢睁眼等。

扫一扫，看视频

平时经常推印堂穴、搓涌泉穴，可以起到很好的预防效果。

推印堂

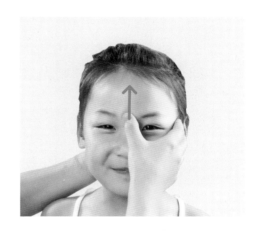

〔**取穴**〕前正中线上，两眉头连线的中点处。

〔**方法**〕用拇指指腹从孩子印堂穴开始，向上直线推动至发际 10 次。

〔**功效**〕推印堂可安神定惊、明目通窍，对预防春夏红眼病等有好处。

搓涌泉

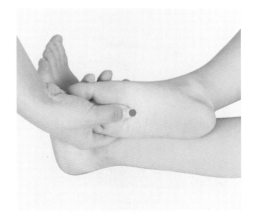

〔**取穴**〕足掌心前 1/3 与后 2/3 交界处。

〔**方法**〕用拇指揉搓孩子涌泉穴 50～100 次。

〔**功效**〕搓涌泉可清除体内热毒，对预防孩子春夏两季多发的结膜炎有效果。

猪肝菠菜粥，活血明目防近视

中医认为"目受血而能视"，猪肝中含有丰富的铁，有很好的补血效果。因此常吃猪肝也能有效补充因用眼过度而耗损的肝血。菠菜富含铁和维生素 C，可以养肝补血、去肝火，有活血明目功效。

猪肝菠菜粥，将近视阻挡在门外

有一个 8 岁的男孩，平时学习用功，还要参加各种课外补习班，导致用眼过度，伴随眼干、视物模糊等症状。家长带孩子找我调理，我认为孩子的眼睛问题是由肝血不足引起的，如果不提前进行干预，很可能会诱发近视。我建议家长给孩子常喝猪肝菠菜粥，可以活血明目、预防近视，并告诉孩子一些生活中健康护眼的习惯，让他坚持。

经过一段时间的调理，孩子眼睛的不适症状改善了。

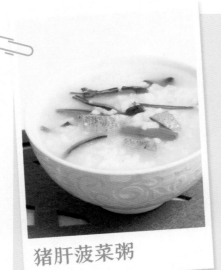

猪肝菠菜粥

材料 大米 80 克，新鲜猪肝、菠菜各50 克。

调料 盐 1 克。

做法

❶ 猪肝冲洗干净，切片，焯水，捞出沥水；菠菜洗净，焯水，切段；大米淘洗干净，用水浸泡 30 分钟。

❷ 锅置火上，倒入适量清水烧开，放入大米，大火煮沸后改用小火慢熬。

❸ 煮至粥将成时，将猪肝片放入锅中煮熟，再加菠菜段稍煮，加盐调味即可。

用法 一周 3 次，每天早晨喝 1 碗。

功效 补血止血，活血明目。

虾皮鸡蛋羹，保护视力效果好

鸡蛋具有滋阴养血的功效，肝血充足，视力就会好。另外，鸡蛋的蛋黄中含有叶黄素、维生素 A、卵磷脂等，有利于保护视力。

虾皮具有补肾壮阳的功效。肝与肾水木相生，水充足了，木就有了活力。肾精充足，濡养肝血，眼睛就会明亮。

李爱科
医案

虾皮鸡蛋羹护眼效果好

6 岁的程程，总说看东西有点模糊，奶奶带她到我的门诊来看眼睛。询问后，我给程程开了药物处方，还推荐了一个食疗小方子——虾皮鸡蛋羹。鸡蛋羹比较好消化，再搭配虾皮提鲜，能促进食欲。我建议程程坚持吃一段时间，视力将有所改善。

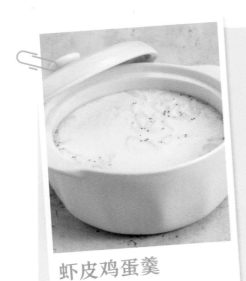

虾皮鸡蛋羹

材料 鸡蛋 1 个，虾皮 5 克。

调料 香油 2 克。

做法

❶ 虾皮洗净，浸泡去咸味，捞出，切碎；鸡蛋打散，放入切碎的虾皮和适量清水，搅拌均匀。

❷ 蛋液放蒸锅中蒸 8 分钟，取出淋上香油即可。

用法 每天早晨吃 1 次。

功效 滋阴明目。

中药蒸汽熏眼，养肝明目又解乏

中药汤剂的热蒸汽能使眼周的血管扩张、血液循环加快，促进组织对药物的吸收；蒸汽能够湿润眼睑和眼球，使眼干的症状得到缓解；熏眼法可以活血化瘀、通调经脉，加速眼部新陈代谢，且操作简单，安全有效。

李爱科医案

用中药蒸汽熏眼，帮助孩子提高视力

8岁的多多，由于上小学后用眼过度，视力下降很快。为了能看清黑板上的字，妈妈很早就给他配了眼镜。可是多多的视力仍在持续下降，需要重新配眼镜。

妈妈很焦虑，带他来到我的门诊。经过诊断，多多视力下降跟肝功能下降有关，我给他开了养肝的中药，还告诉了他一个方法——用中药蒸汽熏眼，将决明子、菊花、薄荷、白芍、枸杞子各10克，煎成汤剂，用药液的热蒸汽熏眼，能够起到护眼明目效果。

3个月后，多多妈妈带着他来复诊，多多已经摘掉了眼镜。

中药蒸汽熏眼法

材料 决明子、菊花、薄荷、白芍、枸杞子各10克。

做法 将以上中药洗净，放在锅里，加水适量，大火烧开后转小火煎煮，使药液蒸汽从容器口释出，冷却3~5分钟。

用法 用蒸汽熏眼，每日熏眼15分钟。

功效 养阴润燥、明目，防治近视。

注意事项 用该方法给孩子熏蒸眼睛时，要注意眼睛和蒸汽保持一定的距离，避免烫伤。

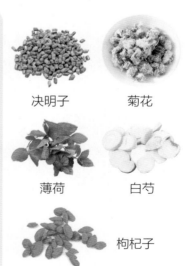

决明子　　菊花

薄荷　　白芍

枸杞子

保护孩子视力的认识误区

保护视力就该常滴眼药水或护眼液

常滴眼药水或护眼液，并非健康护眼方式

当孩子眼睛不舒服时，很多家长会给孩子滴眼药水或护眼液，认为这样可以呵护眼睛，保护视力。事实上，眼药水是把双刃剑，在缓解视疲劳等眼部不适的同时，也会给眼睛带来一些危害。

● 含有防腐剂

如果患有干眼症，滴眼药水或许可以缓解眼部不适，但很多眼药水里都含有防腐剂，对眼睛有刺激性，破坏眼表结构，对发育期的儿童来说，并不是科学、可持续的护眼方式。

● 产生依赖性

大多数眼药水中都含有盐酸四氢唑啉，可以快速缓解视疲劳，消除红血丝。因此，很多家长就会觉得这类眼药水非常好用，经常给孩子使用。事实上，长期使用此类眼药水会产生药物依赖。另外，由于盐酸四氢唑啉有轻度扩瞳作用，长期使用还有可能诱发急性青光眼。

● 加剧视疲劳

有的眼药水中含有甲基硫酸新斯的明，可以让睫状肌兴奋，滴上眼药水后会在短时间里感觉视力变好了。

事实上，这只是"强迫"睫状肌工作，无法从根本上解决问题。

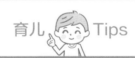

育儿 Tips

滴眼药水有讲究，一定要仔细看

1. 滴眼药水时，扒开下眼睑往上翻，将眼药水滴到结膜囊的里面。不要让其接触角膜，也就是黑眼球部位。

2. 滴完眼药水，需要闭目1~2分钟，同时轻轻转动眼球。

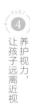

视力不好，就一定要戴眼镜

发现视力不好，需要分辨是真性近视还是假性近视，不要盲目佩戴眼镜

如果发现孩子视力不好，首先要做的是带孩子到正规眼科医院做检查，通过对视力、屈光度、视功能、眼轴等测量，以及根据实际情况选择合适的散瞳方式综合判断，确定是真性近视还是假性近视。

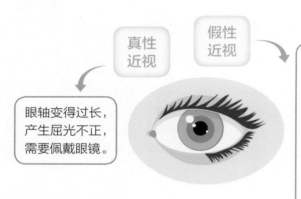

真性近视
眼轴变得过长，产生屈光不正，需要佩戴眼镜。

假性近视
由于孩子用眼习惯不好，经常玩游戏、看电脑，使得睫状肌始终处于痉挛状态，用眼过度导致视疲劳，就会出现看不清东西。不过，孩子的眼睛调节能力很强，眼轴发育未定型，通过科学的训练方法，视力仍然有可能恢复，因此不建议马上佩戴眼镜。

• 盲目佩戴眼镜伤视力

在很多家长的认知中，如果发现孩子视力不好，就需要立刻佩戴眼镜，否则孩子的视力会下降更快。盲目佩戴眼镜不仅对孩子视力起不到保护作用，还容易使假性近视发展为真性近视，对孩子眼睛造成更大伤害。

一定不要去设备单一的眼镜店给孩子验光配镜。更不要随意网上购买偏方产品，随意进行视觉恢复治疗或训练。

• 给孩子戴防蓝光镜就能保护视力吗

蓝光眼镜从理论上讲可以在一定程度上保护眼底，降低黄斑变性的发生，但要说完全防止近视就有些夸大其词了。孩子处于发育阶段，很多生理功能还不完善，要通过五彩光来刺激视觉发育，此时佩戴防蓝光眼镜，不利于视觉发育。

视疲劳，睡个觉就能缓解

> 睡眠只能缓解大脑和身体的疲劳，并不能缓解
> 用眼过度导致的视疲劳

• 视疲劳的原因

物体的形状、颜色、状态等信息投射在视网膜上时，会通过视神经传输到视觉中枢，然后所有信息投射在大脑的前额叶。这个视路一般在6~7岁时形成。

睫状肌呈环状依附于晶状体的周围，晶状体的厚度因其收缩而变化，从而起到调节焦点和距离的作用。

睫状肌收缩，晶状体就会变厚，将焦点集中在近处的物体上。睫状肌松弛，晶状体的厚度也会恢复原状，将焦点聚在远处的物体上。这和单反相机是一个道理。

当光进入眼睛时，单纯地调节焦距还不够，多种眼部肌肉都会被动员起来。视疲劳、视力衰退都可以理解为"眼肌调节能力变弱"。

• 消除视疲劳，可以试试毛巾敷眼

睡眠能够缓解一部分肌肉疲劳，但是睫状肌仍然保持"僵硬"状态。可以尝试用冷热毛巾敷眼的方式缓解视疲劳。

交替使用冷热毛巾敷在双眼上，然后睁眼、闭眼，按摩眼周，听舒缓的音乐，以达到放松身心的效果。

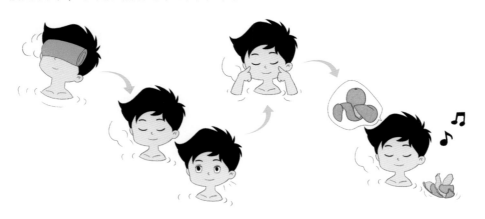

PART **4**
养护视力，
让孩子远离近视

李大夫直播间
家长最关心的育儿问题

1 近视度数低，还有必要佩戴眼镜吗？

近视分为真性近视和假性近视。假性近视可以通过按摩、远眺等方式缓解，不一定非要佩戴眼镜。但真性近视必须佩戴眼镜，否则视力会进一步下降。

另外，一些先天性高度远视散光和近视散光的孩子，如果配眼镜太迟，即使戴上眼镜，视力也难以恢复，所以应及时给孩子配眼镜。

2 怎样才能避免孩子出现弱视？

孩子弱视多是视觉形成受到各种因素的干扰和破坏。弱视的标准为：3 岁以下视力低于 0.5；4~5 岁低于 0.6；6~7 岁低于 0.7；或双眼视力相差两行以上。

5 岁前是孩子弱视的敏感易发期，10 岁前是孩子视力发育的关键期。所以，关注孩子的视力发育，是预防孩子弱视的关键。

尤其是对于 3 岁以下的孩子，更要对孩子视觉状况进行持续关注，有助于第一时间发现问题，及时就医，有效地降低弱视的发病率。

3 推拿在调理近视方面有哪些突出功效？

推拿对调理假性近视效果较好，对真性近视则主要起缓解视疲劳的作用。

4 近视的孩子应该补充哪些营养素？

近视的孩子普遍缺锌，因此要吃一些富含锌的食物，如牡蛎、海带、紫菜、羊肉、牛肉、猪肝等。还应多食用富含维生素 A 或胡萝卜素的食物，如动物肝脏、胡萝卜等。